Weihnachten 1980

Anita Fischer

D1671810

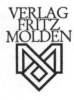

VERLAG
FRITZ
MOLDEN

Maria Galland
Dr. Claude Chauchard

SCHÖNHEITSPFLEGE UND MEDIZIN

Auf der Suche nach der ewigen Jugend

VERLAG FRITZ MOLDEN
WIEN – MÜNCHEN – ZÜRICH – INNSBRUCK

Der Sitz des Schönheitsinstituts MARIA GALLAND
befindet sich in: 25, rue Chateaubriand, F-75008 Paris.
In der Bundesrepublik Deutschland:
MARIA GALLAND DIFFUSION,
Widenmayerstr. 48, 8000 München 22

Aus dem Französischen übertragen von
UTA SZYSZKOWITZ
Titel der französischen Originalausgabe:
TOUTE LA VÉRITÉ EN ESTHÉTIQUE
A la recherche de l'éternelle jeunesse
erschienen im Verlag Éditions Buchet/Chastel, Paris 1980

1. Auflage

Copyright © 1980 by Verlag Fritz Molden,
Wien – München – Zürich – Innsbruck
verlegt vom Verlag Fritz Molden München GmbH
Alle Rechte vorbehalten
Umschlagfoto: Patrice Libert
Lektor: Elisabeth Blay
Gesamtherstellung: Presse-Druck Augsburg
ISBN 3-217-01136-8

Ich widme dieses Buch

meiner Mutter,

allen Persönlichkeiten, die den Beruf der Schönheitspflege mit Intelligenz, Passion und Integrität ausüben,

allen Vertretern meiner Produkte in der ganzen Welt, von denen mir einige besonders nahe stehen,

allen meinen Mitarbeitern,

allen Menschen, die zu uns gekommen sind, um sich beraten und behandeln zu lassen und allen, die noch kommen werden.

Und schließlich der großen Lehrmeisterin, die mich stets geführt hat und stets führen wird: der Freude am Leben.

Einige Persönlichkeiten waren in den verschiedenen Phasen meines Lebens von großer Bedeutung für mich.

In der Kindheit selbstverständlich
MEINE MUTTER.
Sie war schön.
Sie war klug, sanft und stark.
Sie war die Harmonie selbst.
Sie faszinierte mich.
Sie sprach wenig, aber wenn, dann waren ihre Worte voll Symbolkraft.
Ich verstand nicht alles, aber ich versuchte, mir alles für später einzuprägen.
Ich habe sie oft und lange betrachtet.
Ihre Hände, ihr Gesicht, ihre Augen und wie sie sich bewegte.
Alles an ihr war schön.

Ich erzählte in der Schule von ihr, und die Mitschüler verlangten, daß ich ihnen meine Mutter ,,zeige".

Im klassischen Tanz hoffte ich die Harmonie, die von meiner Mutter ausgegangen war, wiederzufinden, um mir mit ihrer Hilfe meine Welt aufzubauen.

Auch meine Lehrer haben mir viele Dinge beige-
bracht.
Selbst die, die ich nicht mochte!
Ich war die Leidenschaft selbst,
sie haben mich die Geduld gelehrt.
Ich strebte die Vollkommenheit an,
sie haben mich die Toleranz gelehrt.
Mir unbewußt,
ihnen unbewußt
bin ich anders geworden.
Und immer waren Literatur und Poesie, Reli-
gion und Wissenschaft meine Lehrmeister und
sind es noch.
Das stärkste Leitbild aber ist und bleibt das Bild
meiner Mutter.

Ich widme dieses Buch allen, die die Wahrheit
suchen, um mit ihrer Hilfe den Menschen Frie-
den und Glück zu bringen.

MARIA GALLAND

Ich widme dieses Buch meinen Lehrern

Professor J. Mirouze, Dr. Y. Schmoucker,

allen meinen Kollegen und Freunden, die sich mit der Schönheitspflege auf medizinischer Grundlage beschäftigen. Der Öffentlichkeit, der ich hiermit meinen Wunsch vortrage, daß die Schönheitspflege sich in enger Zusammenarbeit mit der Medizin immer weiter entwickeln möge.

Meiner Familie.

CLAUDE CHAUCHARD

Inhaltsverzeichnis

Vorwort von Professor Charles Gros . . .   15
Einführung   25

I
SCHÖNHEITSPFLEGE GESTERN
UND HEUTE   31

Definition der Schönheitspflege   31
Der umstrittene Ruf
der Schönheitspflege   33
Der Wunsch, ewig jung zu bleiben   35
Die Bedeutung der Hautpflege   36
Möglichkeiten und Chancen der
Schönheitspflege   41
Kontinuität und Regelmäßigkeit in der
Anwendung kosmetischer Produkte . . .   44
Färbe- und Konservierungsmittel   45
Das Budget für die Schönheitspflege . . .   47
Keine Vermischung von Präparaten . . .   50

II
AUF DER SUCHE NACH DER
EWIGEN JUGEND   53

Ist Altern eine Krankheit?   55
Die Mechanismen des Alterns   58
Das Klimakterium   59
Wie kann man dem Alter begegnen? . . .   62
Das Altern und die Spurenelemente . . .   63
Der Streß und seine üblen Folgen   67
Die drei Geißeln der Menschheit:
Zucker, Tabak und Alkohol   69
Die Krisen des Alterns   70
Der Kampf um die Jugend   73
Das Gesicht: Der Spiegel des Organismus   75
Es ist nie zu spät, mit der Pflege
zu beginnen   77

III
WIE MUSS DIE SCHÖNHEITSPFLEGE
DER ZUKUNFT BESCHAFFEN SEIN,
UM DAS ALTERN WIRKSAM ZU
BEKÄMPFEN   81

Ein Produkt darf keinen Schaden
anrichten.   83
Die Komplementärrolle der Medizin . . .   85

Nein zur symptomatischen Schönheits-
pflege   86
Die seriöse Fachausbildung   89
Die Zusammenarbeit zwischen Medizin
und Schönheitspflege   91
Wirksame Mittel   94
Die großen Entdeckungen auf dem
Gebiet der Schönheitspflege   95
Zuerst das schlimmste Übel behandeln . .   97
Schönheitspflege: Eine gewisse Ein-
stellung zum Leben   98
Steigerung des Wohlbefindens 100
Die goldenen Regeln der neuen
Schönheitspflege 102
Schönheitspflege als Ethik 104
Die Schäden medikamentöser
Behandlung 106

IV
DIE HARMONIE DES
MENSCHLICHEN KÖRPERS 111

Der Körper: Harmonie und
Gleichgewicht 113
Die Veränderung des weiblichen
Schönheitsideals 114
Kalorienanstieg um mehr als 10%
innerhalb der letzten zehn Jahre 117

Eine Ungerechtigkeit der Natur 118
Das ideale Gewicht existiert nicht 120
Einnahmen und Ausgaben:
Die Mechanismen der Gewichtszunahme 121
Die Harmonie der Formen 123
Die Fettleibigkeit und ihre erbliche
Veranlagung 124
Wie beweist man die erbliche
Veranlagung? 126
Gewichtszunahme als Folge einer
endokrinen Krise 128
Ein weiterer Beweis für die erbliche
Komponente der Fettleibigkeit 129
Die nicht erblich bedingte Fettleibigkeit . 130
Gestörtes Verhalten bei der Nahrungs-
aufnahme 133
Ein besonderer Fall:
Die Schwangerschaft 134
Gewichtszunahme im Winter 136
Gewichtszunahme nach Nikotinentzug . . 137

V
EINIGE FAUSTREGELN FÜRS
SCHLANKBLEIBEN 139

Wie bleibt man schlank? 141
Das natürliche Gewicht 142

Der Spiegel der Wahrheit 143
Die Verstopfung: Feind Nr. 1 144
Der Versuchung widerstehen 145
Die Fettleibigkeit ist eine Krankheit . . . 147
Abnehmen in drei Phasen 149
Unangenehme Nebenwirkungen der
Abmagerung im kosmetischen Bereich. . 151
Die sanfte Abmagerungskur 152
Warnung vor harntreibenden Mitteln
(Diuretika) und Schilddrüsenextrakten . 154
Die Diät 155
Die körperliche Aktivität 156
Einige Ratschläge 161
Beispiele für gymnastische Übungen . . . 165

VI
ZELLULITIS UND FETTSUCHT . . . 173

Die Zellulitis: Sekundäres weibliches
Geschlechtsmerkmal oder Folge von
Kreislaufstörungen? 175
Die Ernährung über die Haut 178
Übergewicht: Ein Alarmzeichen 182

VII
SCHLUSS 187

Vorwort

von Professor Charles Gros

Die Kosmetologie ist eine Wissenschaft, die sich wie die Morphologie, die Typologie, die Charakterologie und die Psychologie mit allen Stadien des menschlichen Lebens beschäftigt, von Vererbung, Schwangerschaft, Geburt und Säuglingsalter bis hin zum Alter.

Es ist bekannt, daß das Haar eines Menschen charakteristisch für seinen Allgemeinzustand ist. Aber nicht nur das Haar. Das gesamte äußere Erscheinungsbild eines Menschen ist Ausdruck sowohl seines organischen als auch seines seelischen Zustands. Und die Kosmetikerinnen wissen sehr wohl, daß gewisse persönliche Fehlhaltungen organische Störungen hervorrufen, die der Schönheit eines Menschen großen Schaden zufügen können. Die Schönheitspflege hat daher sehr oft auch eine ethische Aufgabe.

Wird die Deformierung und Häßlichkeit eines Menschen als sehr störend empfunden, kann man sich hilfesuchend an die plastische Chirurgie wenden. Die Fortschritte, die hier gemacht werden, sind beeindruckend: So öffnen sich z. B. durch die Mikrochirurgie neue Wege. Man darf sich jedoch nicht darüber hinwegtäuschen, daß es bei solchen medizinischen Eingriffen ebenso wie bei der Strahlentherapie und bei Unterwassermassagen zu Stoffwechselstörungen und frühzeitigen Alterserscheinungen kommen kann.

Im kosmetischen Bereich sieht sich die plastische Chirurgie mit äußerst heiklen Problemen konfrontiert. Bei der Modellierung einer Nase müssen die Gesamtwirkung des Gesichts, des Blicks und der Persönlichkeit berücksichtigt werden, bei der Korrektur zu kleiner oder zu großer Brüste spielt der Bau des Oberkörpers eine wichtige Rolle. In einem offenen Gespräch muß vor der Operation geklärt werden, wie sich der Patient selbst sieht und welches Bild er den Mitmenschen von sich zu vermitteln wünscht.

Wie viele Frauen sind nicht dem Wunsch ihres Mannes oder Freundes gefolgt und haben eine Korrektur des Umfangs und der Form der Brust oder der Brustwarze vornehmen lassen, um danach die tiefe Enttäuschung erleben zu müssen, daß sich die Beziehungen dadurch in keiner Weise verbessert haben: ,,Er beachtet mich auch jetzt nicht, obwohl ich mich habe operieren lassen.''

Jede Frau, die sich operieren lassen will, sollte sich daher vorher genau mit dem Problem auseinandersetzen und sich beim Arzt erkundigen, was er machen kann und was nicht. Auch die Risiken und eventuellen Mißerfolge sollten besprochen werden. Und schließlich sollte man bei einer Brustoperation darauf achten, daß die erotische, beziehungsweise taktile Sensibilität erhalten bleibt.

Eine beginnende Erschlaffung der Brustmuskulatur kann aber häufig auch durch eine kosmetische Behandlung behoben werden.

Hier spielt freilich die subjektive Einstellung eine große Rolle. Selbst wenn die Resultate einer solchen Behandlung objektiv gesehen kaum nennenswert sind, die Meßergebnisse zum Beispiel, so können trotzdem die Patientin und ihr Partner durchaus zufrieden sein. Die Trennung zwischen objektivem und subjektivem Befinden ist hier sehr schwer zu ziehen. Man hat beobachtet, daß allein die Tatsache, daß die Behandlung von Frauen in einer betont weiblichen Umgebung vorgenommen wird, den Patientinnen außerordentlich gutgetan hat.

Das physisch-psychische Wohlbefinden ist sicher ein nicht zu unterschätzendes Teilergebnis der Behandlung.

Denn für viele Menschen steht ein Operationstisch oder die Couch des Psychiaters in keinem Verhältnis zu der kleinen Anomalie, die sie gerne behoben hätten.

Die kosmetische Behandlung in einem Schönheitsinstitut erschließt der Patientin eine Fülle von Kontakten; und das in einer Zeit, da Kommunikation zu einer Seltenheit geworden ist.

Der große Erfolg von kontaktvermittelnden Berufen wie der Friseuse, der Maniküre, der Heilgymnastin und der Schönheitspflegerin beruht auf einer zweifachen Ursache. Einmal erhöhen sie durch die kosmetische Verschönerung oder die Wahl eines neuen Parfums die Ausstrahlung und das Selbstbewußtsein der Kundin, zum zweiten trägt auch die gepflegte Atmosphäre des Schönheitssalons zum Wohlbefinden der Besucherin bei. Sie weiß, daß man ihr zuhört, sie kann Fragen stellen, die beantwortet werden; es kommt zu einer Zusammenarbeit, an der sie sich aktiv beteiligt.

Die Forschungen auf den Gebieten der Kosmetologie, Parfümerie und der Schönheitspflege, die sich auf die Haut und die damit verbundenen Organe wie Haare und Drüsen beziehen, haben elementare Ergebnisse gebracht.

Die Haut ist unser ausdrucksstärkstes Organ. Wir können sie betrachten, befühlen und riechen. Die Liebkosungen der Mutter sind für den Säugling und sein späteres Sexualleben von entscheidender Bedeutung, ebenso wie die Gerüche, die er aufnimmt. Die Talgdrüsen der Mutter geben ganz bestimmte Gerüche ab, die das Neugeborene zur mütterlichen Brust hinfinden lassen; Leitungssignale quasi, wie die Gerüche der Brustwarze und Achselhöhle, die später im Sexualleben eine Rolle spielen.

So ist bekannt, daß Kleopatra Antonius nicht nur mit ihrem schönen Gesicht – und hier besonders mit der Form ihrer Nase verführt hat –, sondern auch mit der Funktion der Nase: Kleopatra war eine Meisterin in der Wahl und Benutzung von Parfums.

Die zahlreichen neuen Erkenntnisse auf diesem Gebiet verdanken wir der Zusammenarbeit der Grundlagenforschung mit der Chemie und Physik, der Psychologie, Biologie, Immunologie und Endokrinologie. Dank dieser Zusammenarbeit ergaben sich vollkommen neue Verfahren bei der Herstellung von Schönheitsprodukten. Man kann nun sicher sein, allergische Reaktionen weitgehend ausgeschlossen zu haben.

Einige Firmen arbeiten bereits in eigenen Forschungslaboratorien, auf die jede Universität nur mit Neid blicken kann. Das Personal ist optimal geschult, die Ausrüstung auf dem letzten Stand und die Zusammenarbeit mit der Medizin, besonders mit der Dermatologie, der plastischen Chirurgie, der Gynäkologie, der Psychiatrie und der Gerontologie tritt immer stärker in den Vordergrund.

Die Schönheitspflege ist also multidisziplinär und ihr positiver Einfluß auf unser Leben in all seinen Bereichen, wie Essen, Trinken, Schlafen, Kindheit, Alter und Sexualität, ist nicht abzusehen.

So betritt nach der Hebamme, der Krankenschwester, der Diätspezialistin nun auch die Schönheitspflegerin die Krankenhäuser, um älteren Leuten zu helfen, sich ihre Jugend zu bewahren und physisch und psychisch Kranken wieder Lebensfreude zu schenken.

Schönheitspflege ist eine normative Disziplin, die auf allen Unterrichtsebenen ihren Stellenwert besitzt.

Sie sollte aber endlich auch an unseren Universitäten einen Lehrstuhl eingerichtet bekommen.

In einer Epoche umfassender Veränderungen sollten auch die Universitäten nicht länger warten, um einen Entschluß zu fassen.

Die Ausbildung der Kosmetikerinnen sollte durch Statuten von seiten der Regierung abgesichert, präzisiert und vereinheitlicht werden. Denn das Verbreitungsgebiet der kosmetischen Industrie wird immer umfangreicher, ebenso wie die kosmetische Presse in den letzten Jahren an Umfang und Seriosität gewonnen hat. Man trifft sie immer mehr in ärztlichen Wartezimmern neben den Frauenzeitschriften an und findet in ihnen neben wissenschaftlichen Artikeln über die neuesten Forschungsergebnisse auf allen Gebieten, namentlich der Medizin, Informationen über die neuesten Produkte der Kosmetik und der Parfümerie.

Auch hier, wie auf allen Gebieten der menschlichen Aktivität, nimmt die Werbung einen wichtigen Platz ein, und auch hier ist es wünschenswert, daß es sich um eine echte und authentische Information handelt. Die soziale Frage ist heute mehr und mehr eine humane Frage geworden, und die humane Frage wird mehr und mehr zur Frauenfrage.

In der Frauenfrage aber spielt die Schönheitspflege eine große Rolle. Ja, man kann sagen, daß die Schönheitspflege eng an das

Schicksal der Frauenfrage gebunden ist. Und das ist gut so, denn die Frau ist empfänglicher als der Mann für die Naturgesetze, für Ökologie und Ökonomie.

Die Pflege der Gesundheit, Jugend und Schönheit ist eine Lebenskunst, die uns wieder ein Gefühl für die Hierarchie der Werte und die Harmonie zwischen Natur und Vernunft, Geist und Materie, Individuum und Gesellschaft vermittelt. In unserer Zeit der Unruhe und Brutalitäten bedeutet jeder Versuch die Schönheit zu schützen, wird er nun von Künstlern, Ärzten, Architekten, Kosmetikern, Wissenschaftlern oder Technokraten unternommen, einen notwendigen Schritt zur Wiederherstellung des Gleichgewichts zwischen dem technischen Fortschritt und den menschlichen Bedürfnissen.

Das Streben nach Schönheit ist so alt wie die Menschheitsgeschichte; denn ,,die Schönheit ist eine Freude für die Seele, die Schönheit ist das Versprechen auf Glück, die Schönheit ist eine Art Schöpfung, die Schönheit ist die Offenbarung des Göttlichen, die Schönheit ist Ruhe, die Schönheit ist Lust.''

Andere sagen dagegen: ,,Nichts, was schön ist, ist für das Leben unerläßlich.'' Und Gauthier setzt hinzu: ,,Nichts ist so schön, wie das,

das zu nichts dient, alles Nützliche ist häßlich."
Schönheit ist also keineswegs eine feststehende, unveränderliche Größe. Und dennoch repräsentiert sie für viele von uns ein Stückchen Ewigkeit.

Ich wünsche, daß dieses Buch – dank der Dynamik von Maria Galland und der Kompetenz und medizinischen Erfahrung von Dr. Claude Chauchard – den Erfolg hat, den es verdient.

Professor Charles Gros
Universitätsklinik Straßburg
Institut für Elektro-Radiologie

Einführung

Schönheitspflege und Medizin: Durch den Dialog von Maria Galland und Dr. Claude Chauchard soll endlich eine Beziehung zwischen
diesen beiden Disziplinen hergestellt werden.
In diesem Gespräch werden zwei Erfahrungs-
welten miteinander konfrontiert und es zeigt
sich, bis zu welchem Punkt sich diese beiden
Disziplinen ergänzen; versuchen doch beide
mit Erfolg, gewisse Alterserscheinungen zu bekämpfen.

Wer ist Maria Galland?

Maria Galland ist eine der großen Persönlichkeiten, die ihre ganze Kreativität und Intelligenz in den Dienst der Erforschung neuer
kosmetischer Möglichkeiten gestellt hat. Seit
achtzehn Jahren verteidigt sie ihren Beruf lei-
denschaftlich gegen alle Angriffe und hat es
verstanden, mit ihren Patienten eine echte
Beziehung herzustellen. Sie sind ihr ,,Publi-

kum", das sie liebt und von dem sie geliebt wird. Diese wechselseitige Beziehung ist ihr nach ihren eigenen Worten so notwendig wie das Atmen: „Ich kann weder singen noch eine Symphonie komponieren, aber ich kann neue Erkenntnisse in meinem Beruf sammeln und weitervermitteln. Und es ist mein ‚Publikum‘, das mir dies ermöglicht. Ich höre ihm zu, ich liebe es, ich lebe mit ihm Seite an Seite und ich achte es über alles. Für dieses Publikum arbeite ich und bin bemüht, jedem zu seinem Gleichgewicht, zu Glück und Harmonie zu verhelfen."

Ein von Anfang an stark ausgeprägtes Interesse für die Medizin führte dazu, daß alles, was Maria Galland anpackte, von wissenschaftlichem Geist durchdrungen war. So faßte sie die Schönheitspflege stets als Kur für den ganzen Menschen auf. Sie ist die Erfinderin der modellierenden Maske und vieler anderer Behandlungsmethoden, die inzwischen in der ganzen Welt bekannt sind. Unter den bedeutenden Persönlichkeiten, die bestimmend auf ihr Leben eingewirkt haben, ist vor allem ihre Mutter zu nennen, von der sie immer wieder spricht, ihr Tanzlehrer Kniaseff und ihr Zeichenprofessor. Diese Menschen haben ihr die Grundlagen einer Schule der Harmonie vermittelt.

Da sie die vielen Fragen, die ihr in der Praxis ihres Berufslebens von vielen Frauen gestellt worden sind, nicht vergessen hat, möchte sie an dieser Stelle zumindest einige beantworten; zum Beispiel die Frage nach geeigneten Mitteln, um gegen das Altern anzukämpfen; nach Kriterien, mit denen sich die vielen verschiedenen kosmetischen Präparate beurteilen lassen und nach der Seriosität gewisser Anti-Falten-Cremes. Außerdem möchte sie an dieser Stelle betonen, daß sie jene Schönheitspflege ablehnt, die lediglich die Symptome bekämpft.

Sie hofft, daß dieser Dialog mit der Medizin dazu beiträgt, die Körperpflege unter einem neuen Gesichtswinkel zu sehen und damit dem Leben und der Schönheit einen echten Dienst zu erweisen.

Madame Gallands Partner bei diesem Gespräch ist als Repräsentant der Medizin Dr. Claude Chauchard.

Wer ist Dr. Claude Chauchard?

Er hat an der medizinischen Fakultät von Montpellier promoviert, verfügt über eine fünfjährige Krankenhauspraxis, ist Präsident einer Ärztevereinigung gegen die Fettleibigkeit, Präsident der Gesellschaft zur Förderung der Schönheitspflege und ausgebildet in Sportmedizin und Sportbiologie.

Seine Lehrer und Kollegen, denen er an dieser Stelle seinen Dank ausspricht, waren die Professoren Mirouze und Dr. Schmoucker. Sie beraten ihn auch weiterhin in allen beruflichen Fragen.

Seine Funktionen als medizinischer Berater pharmazeutischer Labors, wo man sich besonders mit den Problemen der Übergewichtigkeit auseinandersetzte, führten ihn dazu, sich intensiv mit der Harmonie des menschlichen Körpers innerhalb der organischen Welt zu beschäftigen und die allzu naive Gleichsetzung von Übergewicht und Freßsucht in Zweifel zu stellen.

Er kam zu der Ansicht, daß es für den Harmonieverlust des Körpers nicht nur eine Ursache, sondern mehrere gibt. Sie können zu schweren psychischen Störungen führen, welche sich ihrerseits meistens durch Frustrationsgefühle bemerkbar machen.

Er mußte zudem die Erfahrung machen, daß Übergewicht oftmals ernste Schönheitsschäden zur Folge haben kann (Striemen, Falten etc.) und daß nach unmäßigen Abmagerungskuren häufig physische Störungen wie Haarausfall,

Nägelbrechen, Nachlassen der Muskelkraft, Ringe unter den Augen, Abgespanntheit etc. auftreten.

Diese Erfahrungen, zusammen mit den Beobachtungen, die er über den Prozeß des Alterns anstellen konnte, veranlaßten ihn, nach Mitteln der Therapeutik und der Schönheitspflege zu suchen, mit denen man diesen Störungen begegnen konnte. Und dabei veränderte sich seine Vorstellung von der Schönheitspflege grundlegend: Er betrachtete sie nicht länger als eine – wenn auch nur oberflächlich – bekannte Größe, sondern als *Quelle immer neuer Erkenntnisse.*

Beide Gesprächspartner versuchen, diesen Gedankenaustausch im Sinne eines echten Dialogs zu führen und in dieser Konfrontation die Wahrheit aufzuzeigen, die allein das Fundament zu einer fruchtbringenden Partnerschaft zwischen den beiden Disziplinen Schönheitspflege und Medizin im Interesse aller legen kann.

I
Schönheitspflege
gestern und heute

Definition der Schönheitspflege

Kosmetik: (aus dem Griechischen) die Kunst zu ,,schmücken`` und zu verschönern: die Schönheitspflege.

Kosmetika: Gewisse Substanzen, die zur Erhaltung und Steigerung der Schönheit des Gesichtes, des Körpers und der Haare dienen: Schönheitsmittel.

Jeder Mensch leidet an den Folgen des Altwerdens; entsprechen die angebotenen Lösungen zur Behebung dieser Krise den bestehenden Bedürfnissen?
In welchem Stadium befindet sich heute die Schönheitspflege und wie steht es um ihre Motivation?
Auf diese Fragen werden Madame Maria Galland und Dr. Claude Chauchard antworten.

Der umstrittene Ruf der Schönheitspflege

Maria Galland:

Ich bin überzeugt, daß sich schon in nächster Zukunft die Einstellung der breiten Öffentlichkeit zur Schönheitspflege grundlegend ändern und man endlich die Seriosität dieser Disziplin erkennen wird. Der Schönheitspflege wurde immer wieder die mangelnde wissenschaftliche Basis vorgeworfen; aus diesem Grund ist es absolut notwendig, daß sich Medizin und Schönheitspflege nicht länger ignorieren.

Dr. Claude Chauchard:

Wenn man einen kurzen Blick auf die Geschichte der Schönheitspflege wirft, wird man feststellen, daß es früher hauptsächlich um Schminken und Vertuschen ging; heute dagegen steht die Pflege im Vordergrund. Viele hundert Jahre lang bestand Schönheitspflege darin, daß man die Haut mit Schlamm, Mist und anderen „Mitteln einschmierte", deren Wirksamkeit niemals nachgewiesen war.

Es ist daher unerläßlich geworden, daß die Medizin und die Schönheitspflege endlich zusammenarbeiten, um gemeinsam neue Methoden zu entwickeln. Viele Ärzte zweifeln nur deshalb an der Wirksamkeit der Schönheitspflege, weil sie sehen, daß hier manchmal auch Nichtfachleute am Werke sind.

Maria Galland:
Dennoch ist die Bedeutung der Schönheitspflege nicht mehr zu übersehen, und es steht für mich fest, daß dieser Berufszweig im Begriff ist, sich bedeutend weiterzuentwickeln. Wir haben es ja mit einem ständig wachsenden Bedürfnis zu tun. Unsere Motivation ist der uralte Wunsch des Menschen, sich seine Jugend und damit seine Schönheit zu bewahren.

Der Wunsch, ewig jung zu bleiben

Dr. Claude Chauchard:

Dabei ist Jugend durchaus nicht immer mit dem reellen Alter gleichzusetzen. Man sagt, man ist im allgemeinen so alt wie seine Arterien. In Wirklichkeit gibt es drei Altersdefinitionen: das Alter nach dem Geburtsschein, das Alter nach dem äußeren Erscheinungsbild, das physiologische Alter.

Theoretisch müßten diese drei Alter konform sein; tatsächlich aber differieren sie oft wesentlich, denn wir alle versuchen doch, viel jünger zu erscheinen als wir wirklich sind. Auch mit fünfzig kann man noch jung erscheinen und es auch physiologisch sein. Ich glaube, es ist alles eine Frage der inneren und äußeren Haltung. Und so wie der Körper seine Bedürfnisse hat und richtig ernährt werden will, so verlangt auch die Haut eine aufmerksame Pflege.

Maria Galland:

Im Grunde geht es uns allen darum, eine noch größere Distanz zwischen diesen drei Altern aufrechtzuerhalten.

Dr. Claude Chauchard:

Ja, und das ist der Sinn dieses Kampfes gegen das Altern und seine äußeren und inneren Folgeerscheinungen. Wir alle wissen, wie angenehm es ist, jung und schlank zu sein. Aber das genügt nicht; es muß auch ein physiologischer Einklang mit dem Alter bestehen, das man vorgibt zu haben. Das Alter auf dem Papier hat demnach weniger Bedeutung. In welchem Maße kann nun Ihrer Meinung nach die Schönheitspflege dazu beitragen, eine jugendliche Erscheinung zu erhalten?

Die Bedeutung der Hautpflege

Maria Galland:

In einem sehr hohen Maße, und besonders durch die Pflege der Haut. Wer seine Haut nicht pflegt, begeht meiner Meinung nach denselben schweren Fehler wie der, der sich nicht auf oralem Weg ernährt. Denn die Haut absorbiert, verdaut und wandelt um, und alle diese Funktionen sind denen des Verdauungssystems gleich. Die Vernachlässigung der Haut ist genauso schwerwiegend wie ihre Ernährung mit falschen Stoffen. Vor allem aber muß die Pflege der Haut harmonisch sein.

Wenn eine Frau mich fragt: ,,Wie lange muß ich diese Mittel anwenden?'' antworte ich ihr: ,,Können Sie eines Tages aufhören, sich oral zu ernähren?'' Die Zufuhr an Nährstoffen für die Haut sollte immer gleich bleiben. Es ist dies die täglich notwendige Ernährung. Wir rüsten uns ja auch entsprechend aus, um den Unbilden der Witterung entgegenzutreten, warum sollen wir den ,,Unbilden des Alterns'' ungerüstet begegnen?

Wir versuchen also, der Haut das an Nährstoffen zuzuführen, was unser Organismus normalerweise im Alter nicht mehr ausreichend produziert. Und nun vergleichen wir einmal die Art, mit der wir unsere Haut ernähren und die Art, mit der wir unsere Mahlzeiten zubereiten: Mit welcher Sorgfalt wählen wir hier die notwendigen Nahrungsmittel aus! Wir sind sozusagen die Fabrikanten unserer Nahrung, verbessern und verändern immer wieder die überlieferten Rezepte – während die Ernährung der Haut sträflich vernachlässigt wird.

Für die Haut gibt es keine überlieferten ,,Rezepte''. Wir ernähren sie mit Fabrikaten, die wir nicht selbst hergestellt haben, die jedem von uns fix und fertig zum Konsum angeboten werden und die wir akzeptieren, weil sie verlokkend aussehen und wir der Werbung Glauben schenken. Ein so zufällig gewähltes Produkt hat kaum die Chance, die Bedürfnisse unserer Haut befriedigen zu können; ja es kann sogar zu einer „Verdauungsstörung der Haut" kommen, wenn die Nahrung von der Haut abgelehnt wird.

Die Gewebe unserer Haut setzen sich aus Milliarden kleiner hungriger „Mägen" zusammen. Diese Mägen müssen vorsichtig ernährt werden. Rücksichtslosigkeit ist hier fehl am Platz. Und vor allem muß man dem Körper die Gelegenheit und die Zeit geben, diese Nahrung aufzunehmen, zu verdauen und gut zu verteilen. Man muß wissen, was der Körper braucht und woran es ihm mangelt. Und deshalb ist eine genaue kosmetische Verordnung unerläßlich.

Dr. Claude Chauchard:
Die Mangelerscheinung ist auch in der Diätetik ein wichtiger Begriff: Ein Wesen, das sich aus diesem oder jenem Grunde nicht pflegt, wird bald an Mangelerscheinungen – relativer oder absoluter Art – leiden, für deren Kompensation der Körper aufkommen muß. Der Rück-

38

stand ist nur durch starke therapeutische Dosen wieder aufzuholen und auf jeden Fall zu vermeiden. Ein Ernährungsmangel kann aber auch durch Zufuhr über die Haut gelindert werden.

Sogar Medikamente können anstatt durch das Verdauungssystem durch die Haut aufgenommen werden. In der Psychiatrie geht man bei schweren Verdauungsstörungen – wenn zum Beispiel der Kranke keine Tabletten mehr schlucken kann – dazu über, entsprechende Substanzen auf die Haut zu applizieren und so die Behandlung fortzusetzen.

Es hat sich gezeigt, daß auch die Haut absorbieren, verteilen und aus ihren Reserven schöpfen kann, wenn es notwendig ist.

Maria Galland:

Die Reserven sind vielfacher Art; wenn man aber nicht „nachfüllt", tritt Faltenbildung auf. Unsere Rolle besteht nun darin, dafür zu sorgen, daß sich neue Reserven bilden.

Dr. Claude Chauchard:

Da Sie von Reserven sprechen, beschäftigen wir uns doch einmal mit den Reserven der

Haut. Man weiß, daß der Wassergehalt der Haut nicht von der Haut selbst, also kutan, gedeckt werden kann.

Maria Galland:

Zumindest können wir es nicht nachhaltig tun, ebensowenig, wie man die Wasserabgabe der Haut stoppen kann. Ich glaube wir geben pro Tag zweieinhalb Liter Feuchtigkeit ab: durch den Stuhl, den Urin, die Haut und die Atemwege. Und um diese Flüssigkeit wieder aufzunehmen, muß man trinken.

Dr. Claude Chauchard:

Und zwar mindestens eineinhalb Liter Flüssigkeit pro Tag. Ja, wir müssen uns von dem Irrglauben befreien, wir könnten den Feuchtigkeitsverlust des Körpers durch dieses und jenes Hautpräparat kompensieren.

Dabei muß darauf hingewiesen werden, daß die Kosmetik in den letzten zehn Jahren gewaltige Fortschritte gemacht hat und die Qualität und die Anwendungsmethoden gewisser Produkte ständig verbessert werden. Und dieser Prozeß wird fortdauern und sich in den nächsten zehn Jahren noch steigern. Um das zu ermöglichen muß aber zunächst einmal Klarheit darüber geschaffen werden, was die Schönheitspflege wirklich vermag.

Möglichkeiten und Chancen der Schönheitspflege

Maria Galland:

Weder erheben wir den Anspruch noch liegt es in unseren Kräften, den Lauf der Zeit zu stoppen. Wir können nur all jenen, die sich ratsuchend an uns wenden, gewisse Hilfsmittel anbieten. Es wird uns aber niemals gelingen, eine fünfzigjährige Frau in ein junges Mädchen von siebzehn zu verwandeln.

Aber wir können es ermöglichen, daß die Menschen sich wohl in „ihrer Haut" fühlen, gleichgültig wie alt sie sind. Gegenseitiges Vertrauen ist jedoch eine grundlegende Voraussetzung für den Erfolg unserer Behandlung. Wenn ich spüre, daß dieses nicht vorhanden ist, lehne ich sogar in manchen Fällen die Behandlung ab.

Dr. Claude Chauchard:

Selbstverständlich gibt es weder das ideale Präparat noch die ideale Behandlung. Und natürlich ist die dauernde Suche nach Neuem in den Labors und die ständige Anpreisung von ,,wunderbaren" Wirkungen für das Vertrauensverhältnis nicht gerade förderlich.

Maria Galland:

Wir kommen dadurch in einen Ruf, den wir nicht verdient haben. In unserem Beruf sind eben sehr viele und sehr verschiedene Menschen tätig. So ist manches Mißverständnis zu erklären. Für mich besteht das ,,Neue" in der ständigen Verbesserung der Präparate und Behandlungsmethoden. Unsere Arbeit steht immer im Zusammenhang mit den Bedürfnissen unserer Patientinnen.

Dr. Claude Chauchard:

Dagegen liegt noch lange nicht der Beweis für etwas wirklich Neues vor, wenn nur der Name, die Verpackung oder ein Bestandteil des Rezeptes ausgewechselt worden sind. Das Neue um des Neuen willen ist meist suspekt und befriedigt nur die Bedürfnisse der Werbung.

Diese Art Dynamik hat etwas sehr Verdächtiges.

Maria Galland:

Sie verfolgt eine ähnliche Linie wie die Mode. Aber die echte Schönheitspflege ist keine Mode, denn die Haut ist immer dieselbe, und ihre Bedürfnisse bleiben die gleichen. Sie können nach Jahreszeiten, Ländern und Epochen variieren, aber wir leben alle auf derselben Erde und unterliegen den gleichen physikalischen Gesetzen.

Es ist noch kein Präparat erfunden worden, das den Menschen glücklich macht, genausowenig wie die Pille für die Schönheit, Zuneigung, Freundschaft oder Liebe. Es gibt nur eine seriöse Schönheitspflege, die jedem helfen kann, das Glück, die Zuneigung etc. zu erreichen. Die Schönheitspflege ist viel zu wichtig, um zur Beute der Mode zu werden, ihr Platz ist an der Seite der Medizin.

Kontinuität und Regelmäßigkeit
in der Anwendung
kosmetischer Produkte

Dr. Claude Chauchard:

Kontinuität und Regelmäßigkeit sowie Seriosität und Qualität der Produkte sind die Voraussetzungen für den Erfolg der Behandlung. Werden sie beachtet, tritt die Wirkung nicht unmittelbar, sondern auf die Dauer ein und erweist sich als nachhaltig.

Maria Galland:

Ebenso wie man mit einigen Stunden Gymnastik keine Muskeln „fabrizieren" kann, regenerieren sich die Gewebe auch erst nach und nach durch eine täglich zugeführte Nahrung.

Eine Besserung ist außerdem nur dann gewährleistet, wenn die Behandlung nach Vorschrift erfolgt. Ich bestehe immer wieder auf der speziell vorgeschriebenen Behandlung und ihrer sorgfältigen Beachtung.

Übrigens muß ich immer wieder mit Bedauern feststellen, daß man nur das pflegt, was man sieht und die anderen Bereiche vernachlässigt:

Ellbogen, Knie, Beine, Bauch; besonders im Winter, wenn die Kleidung alles gnädig verhüllt. Im Sommer ist es wieder ganz anders. Es gibt aber auch Frauen, die sich immer, gleichgültig welche Jahreszeit gerade herrscht, vom Kopf bis zu den Füßen sorgfältig pflegen.

Färbe- und Konservierungsmittel

Dr. Claude Chauchard:

Übrigens, was ist von den Färbe- und Konservierungsmitteln und den allergischen Reaktionen zu halten?

Maria Galland:

Färbe- und Konservierungsmittel sind in unserer täglichen Nahrung bei weitem häufiger zu finden als in den Kosmetika. Was die Allergien betrifft, so gibt es dafür nur eine Ursache: die fehlende Verordnung. Dadurch können sich die angewandten Präparate als ungeeignet erweisen.

Dr. Claude Chauchard:

Für Färbe- und Konservierungsmittel gibt es natürlich Normen, die nicht übertreten werden dürfen und seriöse Produkte unterliegen sogenannten Toleranztests. Man kann also vom Hersteller verlangen, daß er die von der Wissenschaft festgelegte Sicherheitsgrenze nicht überschreitet. Und wenn ein pharmazeutisches Produkt der Ärzteschaft vorgelegt wird, ist ein solcher Garantieschein Bedingung. Warum gibt es keine derartige Vorschrift bei den Kosmetik-Produkten?

Maria Galland:

Bei den kosmetischen Produkten existiert ein solcher Verbraucherschutz nicht, weil man es bisher abgelehnt hat, die Haut für so wichtig zu halten, wie sie nun einmal ist.

Dr. Claude Chauchard:

Das ist ein Grund, unsere Sorgfalt zu verschärfen. Es ist also erstrebenswert, daß eine Untersuchung vorgenommen wird, die zu einer Diagnose der Haut und einer entsprechenden Verordnung führt.

Maria Galland:

Das Ideal ist die Verbindung eines qualitativ hochwertigen Produkts, einer sorgfältigen Behandlungsvorschrift und einer gewissenhaften Anwendung.

Das Budget für die Schönheitspflege

Dr. Claude Chauchard:

Die Angst vor einer unnötigen Ausgabe wird oft durch die Tatsache hervorgerufen, daß die Schönheitspflege und die Kosmetika nicht im Haushaltsbudget inbegriffen sind, so wie im vorigen Jahrhundert die Zahn- und Haarpflege ein unbekannter Luxus war.

Man sollte sich dagegen viel mehr Sorgen über die Summen machen, die im Restaurant oder für die Pflege des Wagens ausgegeben werden. Wenn man bedenkt, welche Resultate man in der Schönheitspflege erzielt, dann sind diese Kosten im Vergleich mäßig, man muß sie nur einplanen. Um ein Wortspiel zu gebrauchen: Man muß der Schönheitspflege den Kredit einräumen, den sie verdient.

Sehr oft ist ja der Ehemann für das Haushaltsbudget zuständig und kann, da er die Kosmetika nicht selbst benutzt, ihren Wert auch gar nicht richtig einschätzen. Im Gegenteil, er steht ihnen feindlich gegenüber. Besonders in der Provinz, in der Kleinstadt, wo sich jeder kennt, wird die Schönheitspflege noch immer für absurd gehalten. Die Ausgaben für Zigaretten, Alkohol und Benzin nehmen im Budget leider noch immer einen wesentlich höheren Stellenwert ein als die vergleichsweise bescheidene Summe, die ein Topf Salbe kostet. Dabei sollte die Wahl nicht schwerfallen.

Maria Galland:

Man muß wählen, ob man sich „aufbauen" oder „abbauen" will. Wenn der Ehemann den Wert und den Nutzen eines Präparats kennen würde, dann dürfte er sich kaum dem Kauf widersetzen. Somit ist es unsere Aufgabe, ihn „aufzuklären". Wo ist der Mann, der nicht eine gepflegte Frau zu schätzen weiß!

Die Männer stehen ja auch deshalb der Schönheitspflege so skeptisch gegenüber, weil sie auf diesem Gebiet sehr anspruchslos, ihre

Bedürfnisse gleich Null sind. Sie leiden viel weniger unter dem Altern. Es heißt sogar, das Alter mache einen Mann männlicher!!!

Dr. Claude Chauchard:
Nun sind die Bedürfnisse der Frauen höchst differenziert, man müßte also auch bei der Anwendung der Präparate sehr nuanciert vorgehen. Und dies ist nicht immer der Fall, weil viele Frauen die „Tips" mündlich weitergeben.

Maria Galland:
Ja, so wie man sich Ratschläge über die Behandlung eines Schnupfens, einer Grippe und einer Lebererkrankung holt, so versorgt man sich auch mit kosmetischen Tips. „Dieses Präparat ist gut und hat mir sehr geholfen, warum probierst du es nicht auch einmal?" Ich betrachte diesen Austausch von Präparaten mit großem Mißtrauen; denn wenn sie für eine Haut geeignet sind, dann muß das nicht bei einer anderen ebenso sein.

Um eine gute Wirkung zu erzielen, sollte man sich an eine diplomierte Kosmetikerin wenden, die nach einer gründlichen Untersuchung ein Behandlungsprogramm (in ihrem

Schönheitssalon und zu Hause) aufstellt. Die sinnvolle Aufgabenverteilung zwischen Kosmetikerin und Kundin ist eine wichtige Voraussetzung für sichtbare und anhaltende Resultate.

Keine Vermischung von Präparaten

Maria Galland:

Was halten Sie von einem Patienten, der die von Ihnen verordneten Medikamente zusammen mit denen eines anderen Arztes einnimmt?

Wie soll man in einem solchen Fall erkennen, auf welche Medikamente der Behandlungserfolg zurückzuführen ist?

Dr. Claude Chauchard:

Eine Vermischung der Präparate und der Behandlungsmethoden ist nicht nur in der Medizin, sie ist überall energisch abzulehnen, selbst wenn es sich um Mittel handelt, die dasselbe Krankheitssymptom bekämpfen sollen. So wie der Arzt auf Grund seiner Diagnose eine bestimmte Behandlung verschreibt, so muß auch die Kosmetikerin eine Diagnose stellen und ihre Anweisungen danach geben. Und so, wie der Patient sich sorgfältig an die ärztlichen Vorschriften halten muß, ohne diese zu „verbessern" und mit anderen zu „vermischen", muß auch die kosmetische Behandlungsvorschrift eingehalten werden. Nur unter diesen Voraussetzungen ist es möglich, die Behandlungsresultate objektiv zu beurteilen, nur so sind Unverträglichkeitssymptome zu vermeiden.

Während sich die medizinische Forschung bereits damit beschäftigt, inwieweit verschiedene Medikamente untereinander verträglich sind, existieren noch keine vergleichbaren Studien in den Labors der Schönheitspflege. Es ist daher unbedingt zu empfehlen, der einmal gewählten Richtung treu zu bleiben.

Maria Galland:
Die allergische Reaktion ist übrigens ein Beweis für die Absorption der Haut, wodurch wohl die Gefährlichkeit der Vermischung von Produkten ganz offensichtlich wird. Der Laie

kann sich in der individuellen Anwendung der Produkte täuschen, die Fachkraft dagegen nicht.

Dr. Claude Chauchard:

Man muß also immer befürchten, daß sich verschiedene Mittel untereinander schlecht vertragen, zumindest, wenn sie wirksame Substanzen enthalten. Fehlen diese, treten zwar keine Abwehrreaktionen auf, es kommt aber auch nicht zu positiven Reaktionen, das heißt, die Reaktion ist gleich Null.

Diese Gefahren dürfen nicht unbeachtet bleiben. Es geht hier um die Existenz und die Weiterentwicklung eines ganzen Berufszweigs. Wir wollen uns daher der Frage der Ausbildung zuwenden.

II
Auf der Suche nach der ewigen Jugend

Mit vierundzwanzig Jahren beginnt bereits der Altersprozeß, und er ist von allen möglichen Folgeerscheinungen begleitet.

Viele Alterserscheinungen lassen sich unter der Bedingung heilen, daß man ihnen auf allen Ebenen entgegentritt. Dabei ist zweierlei zu beachten:

1. Gewisse Schwächen des Organismus können über die Haut ausgeglichen werden, indem man ihr die entsprechenden Substanzen zuführt.

2. Das physische und psychische Gleichgewicht muß erhalten werden; am besten mit ärztlicher Hilfe.

Ist Altern eine Krankheit?

Maria Galland:

Für neunzig Prozent der Frauen ist schon das Älterwerden an sich ziemlich schlimm. Ich habe versucht, dieser „Krankheit" mit einer Doppelstrategie entgegenzutreten: mit dem Ausbau menschlicher Kontakte, welche den Prozeß psychisch lindern, und mit verschiedenen Produkten und Behandlungsmethoden der Schönheitspflege, die den Prozeß verlangsamen können.

Dr. Claude Chauchard:

Krankheit ist oft eine Begleiterscheinung des Alters. Aber krank sein ist eine Sache, alt sein etwas ganz anderes.

Schwierig wird es erst, wenn man alt und krank ist, und ich konnte beobachten, daß Kranke, sobald sie wieder gesund waren, ihr Alter weniger belastend empfanden.

Ich unterscheide demnach zwischen Alter und Krankheit. Für mich ist das Altern eine physiologische Entwicklung.

Maria Galland:

Wenn ich mich aber daran orientiere, was ich in meiner Praxis erlebe, muß ich das Altern doch eher als eine Krankheit ansehen.

Dr. Claude Chauchard:

Wenn Sie das Altern für eine Krankheit halten, dann ist auch die Jugend eine Krankheit.

Ich glaube, Ärzte und Schönheitspflegerinnen werden aus verschiedenen Ursachen um Rat gefragt. Wir Ärzte werden von den Alten nur konsultiert, wenn sie an einer Krankheit leiden.

Maria Galland:

Mich haben so viele Menschen aufgesucht, die unter dem Altern an sich und unter ihrem gestörten seelischen Gleichgewicht litten, daß ich den Altersprozeß nur als einen krankhaften Zustand ansehen kann. Die alternde Frau ist fast immer eine seelisch Kranke. Sie betrachtet ihren Zustand nicht als vorübergehend und unbedeutend, als Etappe, die überwunden werden kann, sondern mit, beständiger Furcht.

Es ist wahr, unser Verhältnis zu den Patienten ist ein anderes als das der Ärzte. Das Konsultationszimmer der Schönheitspflegerin ist zu einer Art Beichtstuhl der Verängstigten geworden.

Dr. Claude Chauchard:
Altern macht Angst, das gebe ich zu. Ich glaube aber, man muß unterscheiden zwischen der Angst, die man empfindet, wenn man den langsamen Verfall seines Körpers miterlebt, und der Angst vor dem Ende des Lebens.

Ich glaube, im Gegensatz zu Ihnen, daß das Verhältnis zwischen Arzt und Patient dasselbe ist wie zwischen Schönheitspflegerin und Kundin; nur die Umstände sind andere.

Wir sehen unsere Kranken meist viel zu spät. Es wäre besser, wir könnten früher eingreifen. Natürlich können wir dem Altersprozeß mit medizinischen Mitteln entgegentreten. Auf die Dauer gesehen glaube ich jedoch, daß sich unsere Behandlungsweisen ergänzen können und müssen. Das Wichtigste ist der gemeinsame Wunsch zu helfen und das richtige Mittel zu finden.

Die Mechanismen des Alterns

Dr. Claude Chauchard:

Befassen wir uns einmal mit den Ursachen des Alterns.

Das Altern ist genetisch bedingt; denn schon im Zellkern läuft alles nach einem zeitlich begrenzten Programm ab.

Maria Galland:

Glauben Sie, daß es der Wissenschaft gelingen wird, in dieses Programm verändernd einzugreifen?

Dr. Claude Chauchard:

Die Wissenschaftler beschäftigen sich sehr intensiv mit den Veränderungen, die von der Geburt bis zum Alter innerhalb der Zellen zu beobachten sind. Das Altern ist ja kein Einzelvorgang. Die zunehmend im Alter auftretenden Durchblutungsstörungen betreffen sowohl das zentrale Nervensystem, nämlich das Gehirn, als auch den peripheren Blutkreislauf,

die Arterien der unteren und oberen Glied-
maßen.

Mit fortschreitendem Alter führen die Abla-
gerungen an den inneren Gefäßwänden zu
einer Verhärtung des ganzen Gefäßsystems,
was wiederum das Altern der Gewebe zur
Folge hat. Das Äußere ist schließlich nur ein
Spiegel der inneren Vorgänge.

Maria Galland:
Aus diesem Grunde versuche ich, der Haut
von außen zuzuführen, was normalerweise der
Organismus selber produziert. Der Altersprozeß macht sich immer zuerst an den Gewebe-
wänden bemerkbar und stört damit die Nahrungszufuhr von innen nach außen. Ich versuche daher, auf dem umgekehrten Weg, nämlich
über die Haut, diesem Mangel abzuhelfen.

Das Klimakterium

Dr. Claude Chauchard:
Es gibt natürlich auch noch andere Vorgänge, die am Altersprozeß des Körpers betei-

ligt sind: Feuchtigkeitsentzug, Vitamin- und Mineralmangel und schließlich die hormonalen Veränderungen. Das allmähliche Ausbleiben der Regel bei der Frau führt zum sogenannten Klimakterium, den Wechseljahren. Von diesem Moment an setzt bei ihr eine grundlegende Änderung im Hormonhaushalt ein. Übrigens gibt es auch beim Mann eine dem Klimakterium ähnliche Zeit. Dies ist nur allgemein weniger bekannt und vielleicht deshalb leichter zu ertragen. Viele Männer wissen gar nicht, warum sie manchmal im Alter zwischen 50 und 55 Jahren Schwierigkeiten haben. Schließlich charakterisiert sich der Altersprozeß auch noch durch das Nachlassen der Stoffwechselfunktionen des Organismus: Abbau und Aufbau der Nahrungsmittel.

Maria Galland:

Ich möchte noch einmal auf das Klimakterium zurückkommen. Man sagt im allgemeinen, daß bei einer Frau der Prozeß des Alterns beginnt, wenn die Regel ausbleibt und sie nicht mehr fortpflanzungsfähig ist.

Eine sechzigjährige Frau und ein sechzigjähriger Mann machen rein körperlich denselben Altersprozeß durch. Nur ihre Fortpflanzungsmöglichkeiten sind verschieden. Das Altern an sich hat also nichts mit der Fortpflanzung zu tun.

Dr. Claude Chauchard:

Sicher, Frau und Mann machen im gleichen Alter einen identischen Altersprozeß durch, der von ihnen allerdings verschieden empfunden wird. Ich habe den Eindruck, als altere der Mann langsamer als die Frau, obwohl deren Lebenserwartung höher ist.

Die kürzere Lebensdauer des Mannes ist oft damit erklärt worden, daß er in seinem Alltags- und Berufsleben wesentlich mehr Unfällen ausgesetzt ist als die Frau. Da heute auch Frauen mehr und mehr ins Berufsleben einsteigen, wird sich das allmählich ausgleichen.

Maria Galland:

Für die Gebrechlichkeit des alten Menschen ist jedoch nicht das Berufsleben, sondern sind die bereits erwähnten organischen Ursachen verantwortlich zu machen.

Wie kann man dem Alter begegnen?

Dr. Claude Chauchard:

Wenn wir die Wahl hätten, was würden wir vorziehen? Länger leben mit allen Konsequenzen, die das Alter mit sich bringt? Oder eine kürzere Lebensdauer mit geringeren Altersbeschwerden?

Maria Galland:

Ich ziehe es vor, lange zu leben und meinen Kampf gegen das Alter fortzusetzen. Für diesen Kampf stehen uns beachtliche Mittel zur Verfügung, die bedauerlicherweise bisher verkannt worden sind.

Dr. Claude Chauchard:

Dabei können wir uns wirklich gut ergänzen, da wir Ärzte ja virtuell über die Möglichkeit verfügen, die Lebensdauer zu verlängern, während Sie auf die äußeren Faktoren des Altwerdens einwirken können.

Das Altern und die Spuren-
elemente

Dr. Claude Chauchard:

In der Forschung, die sich mit der Verlänge-
rung der Lebensdauer beschäftigt, spielen die
mineralischen Salze eine wesentliche Rolle. Ihr
Mangel kann den Altersprozeß erheblich beschleunigen.

Es gibt 25 Spurenelemente. Zu den wichtigsten gehören Aluminium, das den Schlaf reguliert, und Lithium, das für das Gleichgewicht
der Psyche sorgt, indem es Nervosität und
Angst bekämpft. Die Verbindung von Kupfer,
Gold, Silber und Magnesium hemmt den Altersprozeß; Kalium regelt den Wasserhaushalt
und die Verbindung Mangan-Kobalt regt die
Funktionen der Bauchspeicheldrüse an. Die
Spurenelemente sind nur in verschwindend
kleiner Menge im Organismus enthalten. Während viele Menschen das Schwitzen und insbe-
sondere die Sauna für ein angenehmes Mittel
halten, um gegen Müdigkeit und Übergewicht
anzukämpfen, vergleiche ich die Sauna grundsätzlich mit einem mineralischen Selbstmord,
von dem man dringend, auch im Rahmen der
Körperpflege, abraten muß.

Maria Galland:

Man verwechselt ja sehr oft Wasser und Fett. Die Sauna führt zu Wasser- und nicht zu Fettverlust. Sie ist daher keineswegs ein Abmagerungsmittel.

Es hat sich gezeigt, daß die Anhänger der Sauna sich „entmineralisieren" und auf die Dauer mit Muskelschwäche und physisch und nervös bedingten Ermüdungserscheinungen zu kämpfen haben.

Dr. Claude Chauchard:

Noch eine Warnung: Empfängnisverhütende Mittel haben die unangenehme, wenig bekannte Nebenwirkung, das Magnesium aus dem Körper zu vertreiben, so daß es zu Mangelerscheinungen kommen kann. Es genügt in einem solchen Fall, eine bestimmte Menge Magnesium einzunehmen. Wenn man weiß, wie viele Frauen empfängnisverhütende Mittel schlucken, erscheint diese Information unerläßlich. Es gibt auch Nahrungsmittel, die reich an Magnesium sind, zum Beispiel Schokolade. Dies soll jedoch bitte nicht als Aufforderung verstanden werden, viel Schokolade zu essen.

Maria Galland:

Die Einnahme von empfängnisverhütenden Mitteln kann noch andere unangenehme Nebenwirkungen haben, wie zum Beispiel eine übergroße Lichtempfindlichkeit der Haut. Auf dem Gesicht bilden sich häufig braune Flecken, ähnlich wie bei einer Schwangerschaft. Auch die Brust kann sich verändern, indem sie anfangs an Umfang zunimmt, sich dann aber wieder zurückbildet und an Festigkeit verliert. Bei manchen Frauen verzeichnet man auch eine Gewichtszunahme. Im Pigmentbereich und im Stoffwechsel kann es also zu ernsten Störungen kommen.

Dr. Claude Chauchard:

Ich möchte hier auch auf die Bedeutung des Vitamin E hinweisen, das anscheinend die Fähigkeit besitzt, das Leben der Zellen zu verlängern. Seit neuestem schreiben zahlreiche Spezialisten tägliche Dosen von 10 bis 30 Milligramm vor.

Maria Galland:

Das Vitamin E ist schon seit mehreren Jahren Bestandteil einiger meiner Produkte, selbstverständlich in der Zusammensetzung mit anderen wichtigen Vitaminen, Proteinen, etc. Aber die Vitamine allein reichen nicht aus; man muß sich auch über die Wichtigkeit und die Folgen des Schlafmangels im klaren sein.

Der Schlaf ist von fundamentaler Bedeutung für die Schönheit. Selbstverständlich hat jeder Mensch seinen eigenen Schlafrhythmus. Manche sind schon nach fünf, sechs Stunden ausgeschlafen, andere erst nach acht bis zehn Stunden. Aber nichts kann den Schlaf ersetzen. Die Altersursachen, die sich bekämpfen lassen, sind in erster Linie klimatischer, geographischer, sozialer und psychischer Natur. Hinzu kommt noch der Mißbrauch von Tabak und Alkohol. Aber die wirklich schwerwiegenden Ursachen sind im Innern des Menschen zu suchen.

Die erstgenannten Phänomene spiegeln sich von dem Augenblick an im menschlichen Gesicht wider, in dem der Organismus aufhört zu wachsen und der Altersprozeß bereits einsetzt; das heißt durchschnittlich im Alter von vierundzwanzig Jahren.

Der Streß und seine üblen Folgen

Dr. Claude Chauchard:

Mir scheint, daß dem klimatischen Faktor in diesem Zusammenhang eine wesentlich schwächere Bedeutung zukommt als etwa dem geographischen und ethnischen Aspekt. Es gibt tatsächlich Völker, deren Lebensdauer nur 40 bis 50 Jahre beträgt. Andererseits hat auch das Klima beträchtlichen Einfluß auf unsere ,,Verschalung'' der Haut. Sonne, Wind, Kälte, Trockenheit und Nässe können so beanspruchen, daß sie uns aus dem Gleichgewicht bringen.

Schließlich ist unsere Umwelt auch von kapitaler Bedeutung. Die soziale Rolle und der Streß, dem der einzelne in der Gesellschaft ausgesetzt ist, können sich beträchtlich auf die Psyche auswirken. Vor allem der Streß führt unausweichlich zu Störungen des psychischen Gleichgewichts, die ihrerseits den Altersprozeß erheblich beschleunigen können.

Der momentane Stand unserer Forschung zeigt uns, daß eine ausgeglichene Psyche dagegen den Altersprozeß entschieden positiv beeinflussen, d. h. bremsen kann.

Maria Galland:

Die Psyche spielt tatsächlich eine fundamentale Rolle im menschlichen Leben. A. Carrel hat einmal gesagt: ,,Wir denken mit unseren Organen, wir denken mit unserer Gesundheit, wir denken mit unserer Erbmasse und unserem Gleichgewicht." Demnach sind diese Gedanken die entscheidenden Faktoren für die Schaffung und die Zerstörung unseres physischen und psychischen Gleichgewichts.

Dr. Claude Chauchard:

Bei einem ausgeglichenen Wesen funktionieren normalerweise die Organe so, wie sie sollen, während ein Mensch mit gestörtem Gleichgewicht sich mit Sekundärerscheinungen herumschlagen muß, die verändernd auf die Stabilität dieser oder jener organischen Funktion einwirken.

Um nur ein Beispiel zu nennen: Nervosität, Angst und Sorgen können das Verdauungssystem derart belasten, daß ein Magengeschwür entstehen kann.

Im Bereich der Umwelt sind natürlich auch die Nahrungsmittel von entscheidender Bedeutung, ebenso wie die Umstellung der Ernährung, wenn der Mensch in das sogenannte dritte

Alter eintritt. Der übermäßige Genuß entvitalisierender Substanzen wie Tabak, Alkohol und Zucker nimmt ebenfalls einen wichtigen Platz unter den Ursachen des Altwerdens ein.

Die drei Geißeln der Menschheit: Zucker, Tabak und Alkohol

Maria Galland:

Diese drei Geißeln sollte man fürchten und meiden. So oft ich kann, wende ich mich gegen den Konsum von Tabak, Alkohol und Süßigkeiten, weil sie den Abbau des Körpers, die Fettleibigkeit und das Altern fördern.

Dr. Claude Chauchard:

Mit allen uns zur Verfügung stehenden Mitteln müssen wir gegen die schlechten Eßgewohnheiten vorgehen, die auf einen gestörten Rhythmus in der Nahrungsaufnahme zurückzuführen sind. Hier ist besonders auf die zu schnelle Nahrungsaufnahme hinzuweisen, auf das „Herunterschlingen" des Essens, die

Tachyphagie, die leider ein charakteristisches Merkmal unserer Zeit ist. Diese Angewohnheiten tragen ebenfalls zur Beschleunigung des Altersprozesses bei.

Man kann sogar so weit gehen zu behaupten, daß alle jene Menschen, die rauchen, trinken und zu viele Süßigkeiten essen, nicht das Recht haben, sich über das Altwerden zu beklagen.

Die Krisen des Alterns

Maria Galland:

Hinzu kommt, daß das Gehirn nicht unbedingt in derselben Weise altern muß wie der Körper. Die Diskrepanz zwischen der alternden Physis eines Menschen und seiner geistigen Frische kann zum schmerzhaften Konflikt werden. Ich konnte beobachten, daß die Alterskrisen oft schon in dem Moment einsetzen, da das Wachstum beendet ist, nämlich durchschnittlich mit 24 Jahren. Aber erst später wird man von einer solchen Krise wie von einem Schicksalsschlag getroffen.

Während dieser Krise kann es vorkommen, daß auch die sorgfältigste Schönheitspflege ohne Resultate bleibt. In diesem Fall dürfen die Frauen nicht verzweifeln. Wahrscheinlich durchleben sie gerade eine Alterskrise. Sobald die „Krise" überstanden ist, werden die Resultate wieder Erfolge zeigen.

Dr. Claude Chauchard:
Man neigt allgemein zu der Auffassung, das Altern sei ein ständig fortschreitender, regelmäßiger Prozeß. Aber dieser Prozeß kann sich plötzlich beschleunigen, dann wieder langsamer vor sich gehen und sich auch durch Krisen bemerkbar machen. Eine solche Krise zum Beispiel kann die plötzliche Lockerung der Zähne, Gedächtnisausfall, Artikulationsschwierigkeiten, Pigmentstörungen etc. sein.

Maria Galland:
Ja, das Alter bricht mit Vehemenz alle zwei, drei Jahre über uns herein, und diese Krisen können zwei, drei Monate dauern, das hängt jeweils vom einzelnen ab.

Dr. Claude Chauchard:

Die Ursache dieser Krisen, mittels derer sich das Alter vorarbeitet, ist noch gar nicht geklärt. Es muß sich um ein Phänomen der Gefäße, Drüsen, Minerale etc. handeln.

Es ist nun die Frage, wie man auf diese Krisen reagieren und damit erreichen kann, daß sie weniger häufig auftreten. Hier können sich die Mittel der Schönheitspflege und die der Medizin wirklich wohltuend ergänzen, und nicht nur im Rahmen einer kosmetischen Behandlung, auch bei der Herstellung des psychischen Gleichgewichts und eines vernünftigen Ernährungsplans. Was sind Ihrer Meinung nach die am schwersten zu ertragenden Alterserscheinungen?

Maria Galland:

Die Psyche leidet häufig am meisten unter gewissen physischen Alterserscheinungen wie Veränderungen der Haut, Nachlassen der Muskelspannkraft und Veränderungen des Knochenbaus.

Dr. Claude Chauchard:

Um hier Abhilfe zu schaffen, hat man Präparate entwickelt, die den Aufbau von Proteinen fördern sollen. Dabei mußten aber männliche Hormone schnell wieder abgesetzt werden, weil es hier zu unangenehmen Nebenwirkungen kam. Deshalb konzentriert man sich jetzt mehr auf die Zellbehandlung und Stützung des Stoffwechsels. Die Gewebeschwäche des alternden Menschen hängt jedoch nicht nur von inneren Vorgängen ab. Hier ist ein äußerer Faktor von eminenter Bedeutung, und zwar das Gewicht.

Maria Galland:
In der Tat, und durch das Nachlassen der Muskelkraft ist der Körper den dauernden Belastungen des Gewichts fast schutzlos ausgeliefert.

Der Kampf um die Jugend

Dr. Claude Chauchard:
Immer wieder kann man feststellen, wie schwierig es für jeden Menschen ist, sich das physische Kapital zu erhalten, das unter der

Einwirkung innerer und äußerer Faktoren ständig abgebaut wird.

Maria Galland:

Beim ersten Auftreten einer Falte muß man sie bekämpfen. Für mich ist dies ein alltäglicher und permanenter Kampf.

Dr. Claude Chauchard:

Es ist gut, daß Sie auf diesem Begriff bestehen: Es handelt sich um einen beständigen Kampf. Nur so kann man sich gegen den Altersverfall wehren. Dabei darf man jedoch nicht vergessen, daß gewisse Körperregionen schneller altern als andere.

Maria Galland:

Die empfindlicheren Regionen, welche man in erster Linie schützen soll, sind die schlechter durchbluteten Partien wie Hals und Augenumkreis. Ja, das ganze Gesicht ist sehr empfindlich, da es permanent dem Wetter und der Luft ausgesetzt und relativ gefäßarm ist. Zudem ist die Muskelarbeit im Gesicht im Vergleich zu anderen Körperpartien stark eingeschränkt.

Aber es gibt noch andere Körperregionen, die besonders der Pflege bedürfen, weil sie der Veränderung mehr als andere ausgesetzt sind: Es sind die Endgliedmaßen wie Hände und Füße, die Brust, der Bauch, das Hinterteil, die Rückseite der Arme und die Innenseite der Schenkel.

Dr. Claude Chauchard:
Der Verlust von Stickstoff ist ebenfalls eine Alterserscheinung, und der fehlende Stickstoff macht sich durch Muskelschwund bemerkbar.

Das Gesicht:
Der Spiegel des Organismus

Maria Galland:
Ein aufmerksamer Blick in das Gesicht eines Menschen verrät uns viel über den Allgemeinzustand des betreffenden, denn das Gesicht ist der Informationsspiegel der Organe. So sind erweiterte Poren ein Anzeichen für Darmschwierigkeiten, Säcke unter den Augen, die

meist von eigenartiger Pigmentverfärbung begleitet sind, Ausdruck für mangelhaftes Funktionieren der Gallenblase, geschwollene Augenlider deuten auf Nierenversagen, usw. Wenn aber eine kosmetische Behandlung Erfolg haben soll, muß die Kundin gesund sein. Man darf daher nicht zögern, bei Beschwerden den Arzt oder den Zahnarzt aufzusuchen. Nichts ist störender für das morphologische Gleichgewicht eines Gesichts als ein schadhaftes Gebiß.

Dr. Claude Chauchard:

Die Mundpflege ist deshalb auch von fundamentaler Bedeutung für einen zufriedenstellenden Allgemeinzustand, weil der Koeffizient der Nahrungsverwertung proportional zum Kauvorgang gemessen werden kann. Aber nun zu einer anderen Frage: Was würden wir, wenn wir die Wahl hätten, Ihrer Meinung nach vorziehen: gut zu altern oder gar nicht zu altern?

Maria Galland:

Ich für meine Person kann diese Frage nur zurückweisen: Das Alter kommt viel zu früh. Man muß um jeden Preis versuchen, es aufzu-

halten und sich solange wie möglich die Jugend
zu bewahren, die wir so lieben.

Dr. Claude Chauchard:
Dank der Verbindung medizinischer und
kosmetischer Behandlungsmethoden kann
heutzutage jeder, der etwas an seinem Aussehen verändern will, dies mit Erfolg durch-
setzen.

Es ist nie zu spät, mit der Pflege zu beginnen

Maria Galland:
Ich kenne Frauen, die relativ spät begonnen
haben, sich zu pflegen, und dennoch mit fortschreitender Behandlung ausgezeichnete
Erfolge hatten. Wichtig ist nur, daß die
Behandlung auf die Bedürfnisse der Haut abgestimmt wird. Bereits mit vierundzwanzig Jahren braucht die Haut gewisse Stoffe, die ihr
täglich in Form von Hautpflegemitteln zuge-

führt werden müssen. Das ist genauso wichtig wie die orale Aufnahme von Nahrung und Flüssigkeit. Denn wenn der Organismus im Alter langsamer funktioniert, werden manche Regionen des Körpers nur mehr ungenügend versorgt.

Obgleich wir keine Wunder erwarten sollten, so können wir sie doch zumindest mit kontinuierlicher Pflege versuchen. Der jeweilige Behandlungsrhythmus muß aber dem Rhythmus der Zellproduktion jedes einzelnen Patienten besonders angepaßt werden. So ist bei jedem Menschen das Schlafbedürfnis, die Schnelligkeit der Narbenbildung und der Verdauungsrhythmus individuell verschieden.

Dr. Claude Chauchard:

Ich glaube, man kann durchaus von einer gewissen Parallelität zwischen Regenerierungsrhythmus und Frequenz von Alterskrisen sprechen.

Je schneller ein Mensch sich regeneriert, um so seltener und entsprechend weniger heftig werden die Krisen auftreten. Was nun die Schönheitschirurgie angeht, die sich mit Altersschäden beschäftigt, so ziehe ich ihr entschieden eine biologische Behandlung vor, welche die Gewebe schont und sie nicht verletzt. Auf jeden Fall darf die chirurgische Intervention nicht zu früh erfolgen: Gut genährte Gewebe reagieren besser.

Eine durchdachte Schönheitspflege, die die Erkenntnisse der Medizin in das Behandlungsprogramm integriert, kann also heute durchaus gewissen Alterserscheinungen entgegenwirken. Dieser Kampf findet zwar hauptsächlich auf der Ebene von Präventivmaßnahmen statt, es können aber auch Heilerfolge erzielt werden; und man muß immer wieder betonen, daß es nie zu spät ist, mit der Pflege des Körpers zu beginnen.

III
Wie muß die Schönheitspflege der Zukunft beschaffen sein, um das Altern wirksam zu bekämpfen?

Die Schönheitspflege von morgen lehnt Kompromisse ab, insofern hat sie etwas von einer echten Ethik. Im Kampf gegen das Altern sollen sich die Rollen des Arztes und der Schönheitspflegerin ergänzen, ihre Zusammenarbeit muß sinnvoll organisiert werden. Die fachgerechte Anwendung der Präparate ist die Voraussetzung für den Erfolg; sie darf nie ohne exakte Anweisung erfolgen, und die Präparate müssen auf jeden Hauttyp genau abgestimmt sein.

Ein Produkt darf keinen Schaden anrichten

Dr. Claude Chauchard:

Gehen wir zusammen die wichtigsten Prinzipien der Schönheitspflege von morgen durch.

Maria Galland:

Sozusagen als Überschrift möchte ich die Worte von Professor Charles Maria Gros zitieren:

,,Die Therapie darf nicht schlimmer als die Krankheit sein.''

Krankhaft sind für mich alle Veränderungen der Haut; und das Altern ist, da so viele Menschen unter ihm leiden, zur Hauptsorge der Kosmetologie geworden. Wir halten uns hier an folgenden Grundsatz: Altes Gewebe darf nicht verletzt werden, denn es ist ein krankes Gewebe.

Ein sanftes Auftragen des verordneten Präparates ist deshalb außerordentlich wichtig. Nur so kann die Haut mit ihren Milliarden von kleinen ,,Mägen'' die ihr zugeführte Substanz absorbieren.

Eine Massage, bei der das Gewebe geknetet und gedrückt wird, ist unbedingt abzulehnen, besonders im Gesicht und am Hals. Da das gealterte Gewebe nur mehr wenig Abwehrkräfte besitzt, ist es daher mit großer Vorsicht zu behandeln.

Dr. Claude Chauchard:
Wie groß ist Ihr Vertrauen zum Organismus?

Maria Galland:
Ich habe ein absolutes Vertrauen zum Organismus unter der Bedingung – ich muß es noch einmal wiederholen –, daß ihm die erforderliche Nahrung zugeführt wird.

Wenn wir uns nicht ständig das Prinzip, keinen Schaden anzurichten, vor Augen halten, verliert die Schönheitspflege ihre Berechtigung.

Meiner Meinung nach muß die Schönheitspflege systematischer und rationeller werden, damit die Industrie und das Marketing der Schönheitspflege immer mehr im Dienst der Wissenschaft stehen und nicht umgekehrt.

Die Komplementärrolle der Medizin

Dr. Claude Chauchard:

Die Rolle des Arztes besteht darin, gewisse Störungen zu diagnostizieren, zu definieren und zu erklären. Die ausgebildete Schönheitspflegerin muß daraufhin eine Behandlung verschreiben und ihre Kundin dazu anhalten, diese streng zu befolgen. Ihre Fachkenntnisse ermöglichen es ihr, mit dem Arzt eng zusammenzuarbeiten.

Die Aufgabenteilung zwischen Arzt und Schönheitspflegerin ist aber nur dann durchzuführen, wenn es sich um erfahrene Fachkräfte handelt. So wie man sich im Bedarfsfall selbstverständlich nur an eine ausgebildete Krankengymnastin, Krankenschwester oder einen Orthopädiemechaniker wendet, so muß man auch dazu übergehen, nur mehr ausgebildete Schönheitspflegerinnen zu konsultieren.

Maria Galland:

Wir versuchen nach Kräften, unsere Kosmetikerinnen auf diese Aufgabe vorzubereiten, und ich glaube, daß schon sehr viele in dieser Verantwortung arbeiten.

Nein zur symptomatischen Schönheitspflege

Dr. Claude Chauchard:

Wir unterscheiden also zwischen Diagnostik und Behandlung. Die symptomatische Schönheitspflege ist damit ausgeschlossen, ebenso wie laienhafte Kosmetik, die noch mehr Schaden anrichten kann.

Maria Galland:

Wenn mich jemand um Rat fragt, der Probleme mit Falten oder seiner Figur hat, dann gebe ich ihm weder eine Anti-Falten-Creme noch eine Abmagerungscreme. Ich mache etwas ganz anderes. Ich stelle eine Liste aller physischen und psychischen Möglichkeiten der jeweiligen Person zusammen und schlage ein Programm vor, um sie zu aktivieren.

Dr. Claude Chauchard:

Das Wort Programm deutet an, daß Sie die Schönheitspflege ablehnen, die darin besteht, mit Hilfe irgendeines Produkts unschöne Symptome des Alterns zu vertuschen oder sogar zeitweilig verschwinden zu lassen. Stimmt das?

Maria Galland:

Ja, da haben Sie recht. Die Kundin darf auf keinen Fall das ausgearbeitete Programm verändern. Es kommt vor, daß wir einer Klientin direkt verbieten, diese oder jene Creme zu kaufen, wenn sie nicht in ihr spezifisches Pflegeprogramm paßt.

Dr. Claude Chauchard:

Auch wir Mediziner lehnen die symptomatische Therapeutik ab. Und auch wir müssen immer wieder befürchten, daß der Patient unsere Vorschriften nicht genau befolgt und daß der Kranke zum Beispiel zusätzlich Medikamente benutzt, die er in seinem Arzneischränkchen findet.

Maria Galland:

Wenn ich nicht wüßte, wie hoch der Verbrauch hautpflegender Substanzen ist, hätte ich nicht so große Bedenken bezüglich einer Mischung der Präparate.

Sobald es sich aber um ein seriöses Pflege-programm handelt, sind auch die Resultate seriös. Und das Resultat ist gleich Null, wenn die Klientin oder die Fachkraft sich nur einmal irrt. Auf keinen Fall soll man das Risiko einge-hen, Mischungen auszuprobieren.

Dr. Claude Chauchard:

Denn ob es sich nun um oral einzunehmende oder äußerlich anzuwendende Mischprodukte handelt, sie können erhebliche Gegenreaktio-nen hervorrufen, die auf Unverträglichkeit zwi-schen den verschiedenen Produkten beruhen.

Maria Galland:

Unser Beruf bringt große Verantwortung mit sich, und das verpflichtet. Es ist durchaus nicht die Rede davon, daß wir uns von der Medizin verdrängen lassen wollen, im Gegenteil.

Die seriöse Fachausbildung

Maria Galland:

Leider fehlt es der obligatorischen Grundausbildung einer Schönheitspflegerin an Homogenität.

Dr. Claude Chauchard:

Man hat es also bei diesem Beruf sowohl mit professionellen als auch mit nicht professionellen Kräften zu tun? Es gibt zum Beispiel Schulen mit Schnellkursen, die den Teilnehmern schon nach einigen Monaten ein Diplom ausstellen. Selbstverständlich muß man diese schnell erworbenen Kenntnisse in Frage stellen.

Maria Galland:

Es gibt aber auch ganz ausgezeichnete Schulen, deren Leiter maßgeblich an der Entwicklung dieses neuen Berufszweigs beteiligt waren.

Seit 1976 gibt es in Frankreich ein staatlich anerkanntes Diplom für eine Fachausbildung in der Schönheitspflege. Doch leider sind die wirklichen Fachkräfte unter den Schönheitspflegerinnen noch nicht sehr zahlreich.

Dr. Claude Chauchard:

Sie setzen sich also für eine Fachausbildung ein, die Examen, Berufspraktikum und Fortbildungskurse beinhaltet?

Maria Galland:

Ja, wir organisieren zum Beispiel Kongresse auf regionaler, nationaler, europäischer und außereuropäischer Ebene. Auf diesen Kongressen können sich unsere Fachkräfte weiterbilden und es kann der aktuelle Stand der Schönheitspflege überprüft werden. Die Schönheitspflege kann sich nur behaupten, wenn sie sich ständig überprüft und durch neue Erkenntnisse bereichert. Sobald bei einer Behandlung allerdings Schwierigkeiten auftreten, die ein medizinisches Vorgehen verlangen, wenden wir uns an die Ärzte, von denen wir wissen, daß sie uns helfen wollen, und das sind inzwischen sehr viele.

Dr. Claude Chauchard:

Mir hat die Beziehung zu diesen Ärzten, die mit Ihnen zusammenarbeiten, viel gegeben. Der Austausch von Ideen, Fotos und sonstigen Unterlagen trägt dank der Erfahrung aller Beteiligten sicher zum Fortschritt bei.

Wir müssen diese Richtung hartnäckig weiterverfolgen, damit die Schönheitspflege immer mehr zu ihrer Eigenständigkeit findet um so mehr, als sie ja nicht den Ehrgeiz besitzt, sich als Ersatz für die Hautärzte darzustellen.

Die Zusammenarbeit zwischen Medizin und Schönheitspflege

Dr. Claude Chauchard:

Man muß zugeben, daß die Ärzteschaft der Schönheitspflege erst seit kurzem positiver gegenübersteht. Nicht daß es früher gar keine Zusammenarbeit gegeben hätte, erst jetzt aber nimmt diese feste Formen an.

Bisher standen wir der Anwendung kosmetischer Präparate grundsätzlich skeptisch gegenüber. Sie standen in dem üblen Ruf, Allergien hervorzurufen, unangenehme Veränderungen der Haut zu bewirken, oder gänzlich unwirksam – in jedem Fall aber unseriös – zu sein.

Diese Haltung der Ärzteschaft ist nur mit Ignoranz zu erklären. An den Universitäten gibt es keinen Unterricht in Kosmetik, außer für den Dermatologen; so wurde zum Beispiel bisher eine Narbe nur unter dem Gesichtswinkel der Chirurgie gesehen.

Wenn Ärzte von ihren Patienten über Kosmetik befragt werden, erhalten sie meist ausweichende Antworten. Es werden lediglich einige wohlwollende Worte über die eine oder andere Seife fallen, die kosmetischen Präparate dagegen werden noch immer zu wenig geschätzt. Wahrscheinlich aus totaler Unkenntnis der Mittel, die man einsetzen könnte.

Maria Galland:

Ich würde das nicht Unkenntnis nennen. Ich glaube, der Arzt hat meist eine ganz falsche Vorstellung von kosmetischen Produkten und der Schönheitspflege im allgemeinen.

Dr. Claude Chauchard:

Aber ich glaube, wir sind auf dem Wege, uns zu bessern. Die Assoziation zur Förderung der Schönheitspflege und die französische Gesellschaft für Schönheitsmedizin haben innerhalb der Ärzteschaft wertvolle Informationsarbeit geleistet.

Maria Galland:

Ich hatte Gelegenheit, an verschiedenen Arbeitssitzungen teilzunehmen. Ich frage mich nur, ob die Ärzte durch diese Sitzungen nun so weit präpariert sind, daß sie die Schönheitspflege durch ärztliche Verordnungen unterstützten.

Dr. Claude Chauchard:

Die Voraussetzung für die ärztliche Verordnung muß natürlich gegeben sein, nämlich Beweise auf wissenschaftlicher Grundlage, Klinikerfahrung, erprobtes Fachwissen und konstante Behandlungsergebnisse. Unter diesen Bedingungen sind die Ärzte sicher zur Mitarbeit bereit, und wir werden nicht zögern, unsere Kranken mit narbenbildender Akne, Kupferrose, sonstigen Narben, Verbrennungen an sie zu überweisen.

Maria Galland:

Wie testen Sie die Kompetenz der Kosmetikerinnen?

Dr. Claude Chauchard:

Ganz einfach. Wir überweisen ihnen einige Patienten und überprüfen dann die Reaktionen und Behandlungsergebnisse.

Wirksame Mittel

Dr. Claude Chauchard:

Sprechen wir einmal über die Wirksamkeit der kosmetischen Produkte. Die vielen positiven Resultate beweisen, daß die Kosmetik große Fortschritte gemacht hat. Salben, Parfums, Schminkmittel und Antioxydationsmittel werden ständig weiterentwickelt und überprüft. Auch an den Bindemitteln wird – um die Wirksamkeit der Substanzen zu erhöhen – von den Chemikern der Kosmetik ständig gearbeitet. Woran liegt es also, daß die Wirksamkeit eines kosmetischen Produktes von uns Ärzten wesentlich mehr angezweifelt wird als die der Pharmazie?

Maria Galland:

Die Kosmetika werden, so glaube ich, aus drei Gründen in Zweifel gezogen:

1. weil das Altern nicht als Krankheit angesehen wird und es daher nicht als seriös gilt, es zu bekämpfen;

2. weil Ärzte die Kosmetikerin nicht für wirklich kompetent halten;

3. weil die Ärzte an der Zusammensetzung der Produkte zweifeln.

Die großen Entdeckungen auf dem Gebiet der Schönheitspflege

Dr. Claude Chauchard:

Was sind Ihrer Meinung nach die großen Entdeckungen der Kosmetik innerhalb der letzten zehn Jahre?

Maria Galland:

Neue und bessere Produkte, perfekte Bindemittel, neue chemische Formeln, Qualitätssteigerungen innerhalb der Herstellung und der

Hygiene der Produkte. Ein großer Schritt vorwärts ist auch unsere Mitarbeit in psychiatrischen Anstalten und in den Pflegestationen für Verbrennungen und Schäden der Strahlentherapie. Vielleicht kann man all dies nicht als große Entdeckungen bezeichnen, aber es sind jedenfalls Fortschritte.

Dr. Claude Chauchard:

Es sind Fortschritte von fundamentaler Bedeutung. Nur durch sie ist dieses Gespräch überhaupt möglich geworden.

Welche Entwicklungsmöglichkeiten sehen Sie, wenn Sie die Schönheitspflege von heute mit der von morgen vergleichen?

Maria Galland:

Bei der Beantwortung dieser Frage gehe ich von den unzähligen Informationen aus, die mir meine tägliche Arbeit liefert. Meine Vorstellung von der Schönheitspflege der Zukunft beruht auf den Fragen, die mir von meinem Kundenkreis gestellt werden. Es ist also keinesfalls so, daß ich Bedürfnisse erfinde, sondern ich reagiere nur auf ständig wachsende Anforderungen:

Indem ich mich bemühe, diese Antworten in einen Zusammenhang zu bringen und meinen Beruf auf eine geregelte Grundlage zu stellen. Das ist in erster Linie die Ausbildung von Kosmetikerinnen, die fähig sind, eine unschädliche und auf die genauen Bedürfnisse des Patienten abgestimmte Behandlung durchzuführen.

Zuerst das schlimmste Übel behandeln

Dr. Claude Chauchard:
Wie beginnen Sie in der Regel die Behandlung eines oder mehrerer Hautschäden?

Maria Galland:
Nach einer gewissenhaft durchgeführten Untersuchung muß zunächst festgestellt werden, welches das ,,Hauptübel" ist. Meistens handelt es sich um eine Überempfindlichkeit der Haut. Hier ist die Auswahl der Präparate und ihre richtige Anwendung wie immer von

entscheidender Bedeutung. Der ganze Erfolg einer kosmetischen Behandlung hängt von der Auswahl der Produkte, ihrer Applizierung und ihrem Eindringen in die Haut ab. Die Wirkung beginnt mit dem Moment, da das Produkt die Temperatur der Haut angenommen hat. Die Haut ist ein fabelhafter Computer, den man „programmieren", das heißt, mit sehr viel Vorsicht, Delikatesse, Milde, Präzision und Konzentration „füttern" muß.

Außerdem muß man wissen, daß ein ausgewogener Organismus besser reagiert als ein unausgewogener Organismus.

In manchen Fällen darf man daher nur schrittweise vorgehen, indem man, so gut es geht, den Organismus der Klientin wieder ins Gleichgewicht bringt.

Schönheitspflege: eine gewisse Einstellung zum Leben

Dr. Claude Chauchard:
Wie würden Sie Schönheitspflege definieren?

Maria Galland:

Die Schönheitspflege ist ein Lebenssystem, eine Philosophie. So wie wir uns gegen Sonne und Regen schützen, müssen wir uns auch gegen die Unbilden des Alters zu wehren versuchen. Und wir Kosmetiker sind die „Generäle", die hierbei den Angriff führen.

Dr. Claude Chauchard:

Was stimuliert Sie bei Ihrer Forschung?

Maria Galland:

Wir sind Tausende, und unsere Zahl wächst täglich. Mir kommt es manchmal so vor, als ob wir eine Komödie von Molière, mit dem Titel „Ärzte wider Willen" aufführten. Wir sind aber Kosmetologen, Spezialisten der Schönheitspflege, und wir sind stolz darauf.

Ich habe einmal einem Arzt mehrere Fotos von einem Gesicht mit Aknespuren gezeigt, das von einer meiner Kosmetikerinnen in Deutschland behandelt worden war. Nach einjähriger Behandlung hatte sich der Zustand der Haut wesentlich gebessert. Aber der Arzt, dem ich die Fotos zeigte, schien an der Echtheit zu zweifeln, und das hat mich sehr verletzt. Als ich aber diese Geschichte einem bekannten Professor der Medizin erzählte, tröstete mich dieser mit den Worten: „Machen Sie ruhig weiter, die Realität setzt sich immer durch." (Professor Gros)

Dr. Claude Chauchard:

Was dürfen wir nun wirklich von der Schönheitspflege in den nächsten Jahren erwarten?

Steigerung des Wohlbefindens

Maria Galland:

Die Schönheitspflege der Zukunft wird wesentlich dazu beitragen, daß wir uns wohler fühlen. Diskret und wirksam zugleich wird sie uns – wie ein echter Freund – helfen, den Kampf gegen die Zerstörungen und Drohungen des täglichen Lebens zu führen, als Gefährte guter und böser Tage. Ich konnte feststellen, daß mit fortschreitendem Wissen die Fehlerquote abnahm, sich die Ergebnisse verbesserten und länger vorhielten, als allgemein angenommen wird.

Dr. Claude Chauchard:

Nun geht es darum, daß die solide Basis dieses Berufszweigs auch von der Öffentlichkeit wahrgenommen wird und keiner mehr Scheu empfindet, die Schwelle eines Schönheitsinstitutes zu überschreiten.

Maria Galland:

Sobald die Leute mehr Vertrauen zu uns gewonnen haben, kommen sie von selbst. Einen festen Platz allerding hat sich die Schönheitspflege in der Öffentlichkeit noch nicht erobern können. Sie gilt immer noch als Luxus, den man eifersüchtig geheim hält, als ein Geschenk Gottes. Aber wer hat schon die Adresse vom lieben Gott!

Dr. Claude Chauchard:

Können Sie uns die Faustregeln der Schönheitspflege nennen?

Die goldenen Regeln der neuen Schönheitspflege

Maria Galland:

Die Faustregeln der neuen Schönheitspflege können nicht in einigen kurzen Zeilen wiedergegeben werden. Immerhin sind sie Gegenstand einer monatelangen Ausbildung. Ich will aber einige herausgreifen:

– Nicht verletzen, – niemals ein Gesicht oder einen Hals massieren, die durch das Alter bereits empfindlich geworden sind.
– Niemals der Klientin die kosmetische Behandlung allein überlassen!
– Immer auf den Rat der Fachkraft hören, nur dann ist diese imstande, gute Ergebnisse zu garantieren.

Und zum Schluß: Nicht vergessen, daß man seinen Körper täglich nicht nur oral, sondern auch über die Haut ernähren muß. Auf diese Weise führt man der Haut die Stoffe zu, die der Organismus – aus welchem Grund auch immer – nicht mehr produziert.

Dr. Claude Chauchard:

Bevor wir die verschiedenen kosmetischen Behandlungsweisen klassifizieren wollen, möchte ich als Arzt darauf hinweisen, daß sich die Schönheitspflege vor allem der Hände und nicht gewisser Apparate bedienen sollte, von denen man gar nicht genau weiß, welchen Schaden sie anrichten können. Aus diesem Grund soll ihre Benutzung ja auch nur von Ärzten verschrieben werden, und es gibt Gesetze, die ihre Anwendung stark einschränken. Und noch etwas: Sind jene Ausdrücke wie „belebend" und „nährend" im Zusammenhang mit der Hautreinigung nicht reichlich altmodisch?

Maria Galland:

Eine Schönheitspflege im Institut beinhaltet weit mehr als nur die simple Hautreinigung, die ja eigentlich von der Klientin täglich zu Hause vorgenommen werden sollte. Und Begriffe wie „nährend" und „belebend" sind durchaus nicht veraltet. Sie bilden die Basis der Schönheitspflege, die ich hier verteidige.

Dr. Claude Chauchard:

Was halten Sie vom Schminken? Ersetzt das Make-up die Pflege?

Maria Galland:

Um Ihren Kranken zu helfen, geben Sie ja auch manchmal Ihren Patienten als Ergänzung zum Rezept einige hygienische Ratschläge mit auf den Weg. Dieser zweite Teil der ärztlichen Verordnung scheint mir für den Erfolg der Behandlung genauso wichtig wie das Make-up bei der Schönheitspflege. Es wäre falsch, hier von Vertuschen zu reden, denn die eigentliche Behandlung versucht sehr wohl die Ursache des Schönheitsfehlers zu beseitigen.

Schönheitspflege als Ethik

Dr. Claude Chauchard:

Sie sprachen von kompromißloser Schönheitspflege. Was verstehen Sie darunter?

Maria Galland:

Die kompromißlose Schönheitspflege hat sehr viel mit Wahrheit und Liebe zu tun, und zwar mit einer Liebe ohne Betrug, einer Freundschaft ohne den geringsten Verrat.

Diese Schönheitspflege ist für mich eine Ethik, die dem Zweifel und der Mittelmäßigkeit keinen Platz einräumt.

Wir gehen so weit, daß wir zuweilen Kundinnen nicht weiter behandeln, wenn sie nicht begreifen wollen, worum es uns eigentlich geht.

Dr. Claude Chauchard:

Die kompromißlose Schönheitspflege lehnt es also ab, falsche Vorstellungen zu erwecken.

Maria Galland:

Von dem Moment an, da zwischen der Fachkraft und der Klientin ein Dialog aufgenommen wird, ist das Ergebnis proportional abhängig von der Intensität ihrer gemeinsamen Anstrengung. Wenn dagegen die Klientin sich passiv verhält, ist nichts zu erwarten.

Dr. Claude Chauchard:

Um welche Wahrheit geht es Ihnen in der Schönheitspflege? Wie könnte man diese Wahrheit definieren?

Maria Galland:

Wahrheit ist ein großes Wort. Vielleicht könnte man sie mit höherem Lebensgefühl, Erleichterung, Verschönerung bezeichnen, mit der Ambition, nicht zu schaden.

Ich glaube, die Wahrheit, die wir in unserer Schönheitspflege anstreben, läßt sich nicht in ein paar kurzen Zeilen erschöpfend erklären. Das ganze Buch handelt ja davon. Zusammenfassend könnte man sagen: Unsere Schönheitspflege muß etwas anderes als die symptomatische Schönheitspflege sein, sie muß eine Schönheitspflege sein, die sich mit den Ursachen beschäftigt.

Die Schäden medikamentöser Behandlung

Maria Galland:

Gewisse medikamentöse Behandlungsarten können unangenehme Folgen für die Haut haben. Cortison zum Beispiel sowie harntreibende Mittel und die Radiotherapie können zu Verbrennungen der Haut führen.

Dr. Claude Chauchard:

Diese unerwünschten Nebenwirkungen zeugen von der Stärke gewisser Medikamente, zu denen das von Ihnen erwähnte Cortison und gewisse harntreibende Mittel zu zählen sind; aber auch Schilddrüsenextrakte und natürlich die Strahlentherapie, mit der man gutartige und bösartige Tumore zu heilen versucht.

Maria Galland:

Zu den Nebenwirkungen der Cortison-Behandlung gehört auch die Gewichtszunahme. Manche Menschen nehmen mehr als 5 bis 10 Kilogramm zu und müssen feststellen, daß es sehr schwierig ist, diese überflüssigen Pfunde wieder loszuwerden.

Dr. Claude Chauchard:

Es ist wahr, daß die Gewichtszunahme nach einer Cortison-Behandlung ein schwer zu lösendes Problem darstellt.

Das Cortison ist ein sehr wirksames Medikament, und täglich werden mit seiner Hilfe zahllose Menschen von ihren Leiden geheilt. Es ist also gar nicht die Rede davon, den Gebrauch von Cortison an sich in Frage zu stellen, man muß nur viel vorsichtiger damit umgehen, um unangenehme Nebenwirkungen zu vermeiden. Eine wichtige Rolle spielt hierbei die Behandlungsdauer. Handelt es sich nur um eine Behandlungsdauer von etwa zehn Tagen, ist nur eine Gewichtszunahme von höchstens 3 bis 5 Kilo zu befürchten. Hält man sich zudem an die vorgeschriebene Diät, so wird man die Gewichtszunahme schnell unter Kontrolle bringen können. In diesem Fall handelt es sich also um geringfügige Nebenerscheinungen. Bei einer längeren Behandlungsdauer dagegen sind die unangenehmen Folgen schwerer zu beseitigen.

Maria Galland:

Sie sagten, daß die Behandlung mit Cortison zu Hautreizungen führen kann. Das erinnert mich an die vielen Fälle, bei denen man kosmetische Produkte für Schäden verantwortlich gemacht hat, für die sie absolut nicht haftbar zu machen waren. Ich habe Frauen erlebt, die schon auf destilliertes Wasser allergisch reagierten, so empfindlich war ihre Haut durch die Chemotherapie geworden. Selbstverständlich muß zuerst die Ursache des Leidens behandelt werden, aber man sollte auch die negativen

Folgen der Behandlung sorgfältig überwachen. Manchmal kommt es auch zu beträchtlichen physischen und psychischen Schäden.

Dr. Claude Chauchard:

Ich möchte hier betonen, daß die beste Methode, um zum Beispiel Nebenwirkungen der harntreibenden Mittel zu vermeiden, die Präventivmethode ist: Diese Medikamente sollten nur verschrieben werden, wenn sie unbedingt nötig sind. Es ist bewiesen, daß jene Kranken, die das Medikament wirklich brauchen, unter keinen unangenehmen Nebenwirkungen zu leiden haben.

Übergewicht durch Wasser ist selten und es ist in der Regel leicht zu erkennen, ob die Ursache beim Herz oder bei der Niere zu suchen ist. „Zu viel Wasser" ist oft genug nur ein Vorwand, um die Einnahme von harntreibenden Medikamenten zu rechtfertigen. Gerade hier, wenn es sich um so geringfügige Unannehmlichkeiten handelt, können Sie uns wertvolle Hilfe leisten. Wie gut das funktioniert, haben Sie bei Hautverbrennungen, hervorgerufen durch Strahleneinwirkung, postoperativen Narben etc. bewiesen. Nach einigen Monaten der Behandlung laut Ihren Anweisungen verschwanden die Verbrennungen oder Reizung der Haut, ebenso wie die damit aufgetretenen Schmerzen.

Mit der Fettleibigkeit aber sind wir schon mitten in unserem nächsten Kapitel. Wie wir schon in der Einführung betonten, sehen wir die Schönheitspflege als die Pflege des ganzen Menschen insofern sie sich nicht nur mit der Schönheit des Gesichts, sondern des ganzen Körpers beschäftigt. In der Schönheitspflege, so wie wir sie verstehen, geht es um die Harmonie des menschlichen Körpers.

IV
Die Harmonie
des menschlichen Körpers

Da nur die wenigsten Menschen das ideale Gewicht besitzen, besteht die Hauptsorge der meisten darin, eine gewisse Ausgewogenheit der Formen zu erreichen. Leider steht manchmal eine vererbte Anlage zur Fettleibigkeit diesem Wunsch im Wege. Übergewicht kann aber auch plötzlich auftreten, namentlich nach einem schweren psychologischen Schock.

Der Körper:
Harmonie und Gleichgewicht

Dr. Claude Chauchard:

Die Probleme der körperlichen Harmonie und der Fettleibigkeit beschäftigen mich seit mehreren Jahren und ließen mich die Schönheitspflege aus einem wesentlich erweiterten Gesichtswinkel sehen. Die Schönheitspflege wurde für mich immer mehr zur Pflege der Harmonie des Körpers, das heißt der Ausgeglichenheit der Formen und der Haut.

Es ist indessen nicht leicht, diese Harmonie zu definieren.

Die traditionelle Auffassung von einem bestimmten Verhältnis zwischen Gewicht und Größe sehe ich immer mehr als schwere Fehlerquelle, hat doch jeder Mensch zum Beispiel ein anderes Knochengewicht. Ein Mensch mit ausgesprochen schweren Knochen wird kaum darauf hoffen dürfen, ein tabellengerechtes Gewicht zu erreichen. Die morphologischen Differenzen zwischen den Körpern sind eben recht groß. Die Harmonie eines Körpers zeigt sich wesentlich besser durch die Ausgewogenheit seiner Maße. So sollte bei Frauen der Hüftumfang durchschnittlich 5 bis 10 Zentimeter mehr betragen als die Brustweite und die Taillenweite ungefähr 25 bis 30 Zentimeter unter dem Maß der Hüftweite liegen. Beim Mann beträgt die Hüftweite ungefähr 5 Zentimeter weniger als die Brustweite.

Maria Galland:
Man muß außerordentlich charakterstark sein, um sich sein körperliches Gleichgewicht zu bewahren.

Die Veränderung des weiblichen Schönheitsideals

Dr. Claude Chauchard:
Gehen wir einmal davon aus, daß die uns erhaltenen Statuen vergangener Zeiten jeweils die ideale Frau repräsentierten: Demnach müßte die Schönheitskönigin des Steinzeitalters aus dem Jahr 20000 vor Christus eine Brustweite von 240 cm, Taillenweite 222 cm

und einen Hüftumfang von 240 cm aufgewiesen haben; die Schönheitskönigin aus dem Hindustal prunkte im Jahr 2000 vor Christus mit den Maßen 113, 85, 156, Miß Zypern im Jahr 1500 vor Christus mit 109, 106, 111 und Miß Syrien im Jahr 100 vor Christus mit 80, 66, 91: Das entspricht schon fast den Maßen der modernen Frau.

1928 betrug die mittlere Brustweite – wie übrigens 1978 – 87 cm, der Taillenumfang 68 cm und die Hüftweite 90 cm; wohingegen 1948 und 1968 ein um 10 cm geringerer Taillenumfang als ideal angesehen wurde: also 58 cm.

Im Jahr 1988 wollen die Modeschöpfer zu den Maßen von 1968 zurückkehren, das heißt auf 85 cm Brustumfang, 55 cm Taillenweite, 88 cm Hüftumfang. Daß dies nicht ohne eine radikale Umstellung der Ernährungsweise zu erreichen ist und es dabei zu sozialen und psychologischen Problemen kommen kann, daran denken die Modepäpste überhaupt nicht. Ich muß immer wieder feststellen, daß man der Mode bedingungslos gehorcht, während man den Ratschlägen der Ärzte, was die Gesundheit anbelangt, nur bedingt Folge leistet. Die Mode aber ist eine Göttin, vor der man sich durchaus in acht nehmen sollte. Sie regiert die Welt als rücksichtslose Despotin.

Maria Galland:

Die Geschichte der Bekleidung der letzten vier Jahrhunderte zeigt sehr deutlich, welche Veränderung der weibliche Körper in dieser Zeit durchgemacht hat, weil wir uns von der Mode, dieser launischen Göttin, Stück für Stück umformen ließen. Und ich glaube nicht, daß es unseren Kindern, den jungen Mädchen von morgen, anders gehen wird.

Dr. Claude Chauchard:

Sehr oft ist die Mode ausgesprochen körperfeindlich gewesen. Die Maße von 1978 waren physiologisch durchaus vertretbar, aber die Rückkehr zur ,,Wespentaille'' ist eine körperfeindliche Einstellung.

Maria Galland:

Ist die Mode wirklich körperfeindlich? Zur Zeit des ,,New Look'' von Dior waren die Frauen sehr schön und sehr gesund. Ich glaube, Sie können viel mehr Vertrauen auf den Körper setzen. Es besteht doch eine Art Komplizenschaft zwischen der Frau und der Schönheit.

Kalorienanstieg um mehr als 10% innerhalb der letzten zehn Jahre

Dr. Claude Chauchard:

Sie dürfen nicht vergessen, daß vor zehn, zwanzig Jahren bei weitem nicht dieser Überfluß an Nahrungsmitteln bestand. Wir nehmen heute 10% mehr Kalorien als 1968 zu uns, während sich die Energieabgabe bei jedem von uns um täglich 10% verringert hat. Was also vor zehn, zwanzig Jahren durchaus möglich und erträglich war, ist es heute sicher nicht mehr.

Maria Galland:

Diese Steigerung um 10% der Kalorienzufuhr ist um so schlimmer, als es sich tatsächlich nur um einen Zeitraum von zehn Jahren handelt, in dem der Konsum so enorm gestiegen ist. Es ist ja auch erst einige Jahre her, daß die Ökologen uns zum ersten Mal vor der Umweltverschmutzung warnten, die heute eine echte Gefahr darstellt. Unsere Gesellschaft ist nun auf dem Weg zu einem körperlichen Immobilismus, über dessen Folgen man sich bisher nur ungenaue Vorstellungen machen kann. Werden wir es schaffen, gegen diese neue Art der Umweltverschmutzung anzukämpfen und uns das physische Gleichgewicht zu bewahren?

Ich möchte behaupten, daß der Kampf um die Schönheit ein ökologischer Kampf ist; indem wir uns die Schönheit zu bewahren versuchen, schaffen wir nicht neue Bedürfnisse, sondern sorgen dafür, daß keine entstehen.

Eine Ungerechtigkeit der Natur

Dr. Claude Chauchard:
Man muß leider zugeben, daß die Menschen in der Art der Nahrungsverwertung sehr verschieden veranlagt sind. Man kann hier geradezu von einer empörenden Ungleichheit sprechen. So kann der eine essen, was er will, ohne ein Gramm zuzunehmen, während der andere nach einer guten Mahlzeit sofort 1 bis 2 Kilo zunimmt.

Maria Galland:
Woran liegt das?

Dr. Claude Chauchard:

Es liegt am Stoffwechsel. Bei manchen Menschen besitzt der Organismus die „glückliche" Eigenschaft, sämtliche absorbierten Kalorien zu eliminieren, während ein anderer Organismus die Kalorien „hortet".

Maria Galland:

Kann man das nicht auch positiv sehen, und zwar insofern, als dieser Organismus vorsorglicher ist als der andere, indem er Vorräte hortet, um sie im geeigneten Moment zu verbrauchen?

Dr. Claude Chauchard:

Leider nein. Ich glaube nicht, daß gehortet wird, um im Bedarfsfall versorgt zu sein. Das Ansammeln von Kalorien impliziert sozusagen den Nichtverbrauch, das heißt ihren Nichtumsatz in Energie. Was auf den ersten Blick „sparsam" wirkt, ist also eigentlich eine Verschwendung von Energie; denn sie führt lediglich zur Gewichtszunahme.

Die verschwendete Energie wird nämlich in Fett umgesetzt und in Zellen gehortet. Und diese „Reserven" werden höchstens bei einer Abmagerungskur in Anspruch genommen. Wir haben noch keine klare Vorstellung über diesen Revitalisierungsprozeß, aber möglicherweise ist deshalb das „Abnehmen" so viel schwieriger als das „Zunehmen".

Maria Galland:

Um noch einmal auf das „ideale" Gewicht zurückzukommen, das so viele Menschen wie besessen anstreben. Ist dem nicht eigentlich ein ausgewogenes Verhältnis der Körpermaße vorzuziehen?

Das ideale Gewicht existiert nicht

Dr. Claude Chauchard:

Diese Frage wird mir sehr oft von Patienten gestellt.

Es gibt tatsächlich kein ideales Gewicht für mehrere Menschen. Es gibt höchstens ein ideales Gewicht für jeden einzelnen, das ich meistens als das Minimalgewicht definiere, welches man mit einer normalen, aber kontrollierten Ernährung erreichen kann.

Ich möchte statt dessen lieber einen neuen Begriff einführen: das *natürliche* Gewicht. Wir kommen später noch darauf zu sprechen.

Einnahmen und Ausgaben:
Die Mechanismen der Gewichts-
zunahme

Dr. Claude Chauchard:

Wir wollen versuchen, die Mechanismen zu begreifen, die zur Gewichtszunahme führen. Es sind dies sehr komplizierte Vorgänge, die zudem bei jedem Menschen anders sind. An sich funktioniert das System nach dem Verhältnis von Einnahmen und Ausgaben. Wenn die Einnahmen den Ausgaben entsprechen, hat der Mensch ein normales Gewicht.

Aber es kann passieren, daß ein Mensch plötzlich seine Einnahmen durch eine qualitativ oder quantitativ bessere Ernährung wesentlich erhöht. Wenn dabei seine Ausgaben gleich bleiben, kommt es zu einer Verschiebung des Gleichgewichts zugunsten der Einnahmen, demnach zu einer Gewichtszunahme.

Nehmen die Ausgaben ab, zum Beispiel auf Grund einer Senkung der physischen Aktivität, während die Einnahmen weiter sehr hoch sind, dann ist die Gewichtszunahme noch größer als im ersten Fall.

Bleiben schließlich die Einnahmen gleich und verringern sich lediglich die Ausgaben, dann kommt es ebenfalls zur Gewichtszunahme. Hier haben wir nun drei sehr einfache Erklärungen, deren Bilder für sich sprechen.

Wir haben bisher nur die Verschiebung des Gleichgewichts zugunsten der Einnahmen behandelt; betrachten wir einmal den umgekehrten Fall, die Verschiebung des Gleichgewichts zugunsten der Ausgaben. In diesem Fall werden die Voraussetzungen für eine Gewichtsabnahme geschaffen. Drei Möglichkeiten bieten sich an:

– Gleiche Einnahmen – größere Ausgaben mittels einer erhöhten physischen Aktivität.
– Verminderung der Einnahmen (eine qualitative und quantitative Reduktion der Ernährung) und gleiche Ausgaben.
– Verminderung der Einnahmen und Vergrößerung der Ausgaben: die anzustrebende Ideallösung.

Aber diese so einfachen und logischen Rechnungen müssen nicht immer das erwünschte Ergebnis haben: „Der Mensch denkt, und der Organismus lenkt." So kann es vorkommen, daß ein Mensch trotz strenger Diät und körperlicher Aktivität nicht abnimmt, vielleicht weil er erblich belastet ist.

Man muß dann versuchen, auf die inneren Vorgänge einzuwirken; aber dabei logische Berechnungen aufzustellen ist wesentlich schwieriger. Das werden wir später gleich sehen.

Die Harmonie der Formen

Dr. Claude Chauchard:

Die Harmonie des Körpers ist die Summe der verschiedenen Ausgeglichenheiten der Psyche, zu denen die Summe der verschiedenen, durch den Stoffwechsel bedingten Gleichgewichtigkeiten sowie die Summe der verschiedenen Gleichgewichtigkeiten des Organismus im allgemeinen hinzukommen. Ich habe bewußt den Begriff „Harmonie des Körpers" gewählt, weil ich die Begriffe Fettleibigkeit und Zellulitis vermeiden und auf die Bedeutung harmonischer Formen hinweisen will. Man kann zwar relativ zu dick sein, aber trotzdem harmonische Formen besitzen. Jeder von uns sollte diese Harmonie anstreben und nicht ein abstraktes Idealgewicht.

Maria Galland:

Gleichgewicht ist hier das Schlüsselwort. Es zu erhalten und wiederherzustellen, wenn es gestört wurde, ist ein heikles und bewundernswertes Unternehmen.

Die Fettleibigkeit und ihre erbliche Veranlagung

Dr. Claude Chauchard:

Der Verlust eines ausgeglichenen Gewichts stellt uns in der Tat vor schwer zu lösende Probleme. Entweder ist die Ursache erblich, also Veranlagung, oder sie liegt ganz woanders, zum Beispiel im psychischen Bereich. Betrachten wir zunächst die erblichen Ursachen. Jedes menschliche Wesen ist morphologisch durch seine Erbmasse bedingt. Es ist durchaus möglich, daß ihm sein morphologisches Gleichgewicht sein ganzes Leben hindurch erhalten bleibt, es kann aber auch zu Störungen kommen, die plötzlich seine erbliche Veranlagung zum Übergewicht hervortreten lassen.

Maria Galland:

Wenn ein Mensch, dessen Eltern und Groß-
eltern dünn waren, plötzlich dicker wird, neigt
man dazu, ihn zu der Kategorie von Menschen
mit komplizierter Erbmasse zu zählen. Ist das
richtig?

Dr. Claude Chauchard:

Eigentlich möchte man in diesem besonderen Fall die erbliche Belastung überhaupt aus-
schließen, aber die Veranlagung kann viele
Generationen zurückliegen.

Die Fettleibigkeit ist genetisch festgelegt und
tritt zu verschiedenen Zeitpunkten unseres
Lebens plötzlich zutage.

Sie zerstört die Harmonie unseres Körpers,
indem sie zum Beispiel zur Überbelastung der
Beine und Hüften führt, und erscheint häufig
mit Kreislaufstörungen, Venenembolien und
einer Nichtumsetzung von Zucker in Energie.

Der genetische Code der Zelle ist in diesem
Fall nicht in der Lage, das für die Zuckerver-
brennung unerläßliche Enzym zu produzieren.
So setzt der Körper den Zucker in Fett um und
nicht in Energie.

Wie beweist man die erbliche Veranlagung?

Dr. Claude Chauchard:

Das Neugeborene, das schon bei der Geburt zu dick ist, kann man natürlich nicht für sein Gewicht zur Verantwortung ziehen. Allenfalls kann man auf eine übermäßige Gewichtszunahme während der Schwangerschaft hinweisen. Denn man muß wissen, daß der Grundstock des Fettgewebes zwischen der 32. und 36. Woche des Lebens im Uterus gelegt wird sowie während des ersten Lebensjahres. Wenn also das Kind mit einem Jahr zu viel wiegt, dann sind dafür zunächst einmal die Eltern verantwortlich zu machen, die das Baby überfüttert haben. Meistens wird zu viel Zucker verabreicht. Es kann sich aber auch um ein Kind handeln, das auf Grund seiner ererbten Veranlagung ein guter ,,Verwerter" ist. Das übergewichtige Einjährige ist jedenfalls ein solider Beweis für die Erblichkeit der Fettleibigkeit – die sich manchmal nur bei falscher Ernährung bemerkbar macht – und für die Wichtigkeit von Vorbeugungsmaßnahmen. Denn ein übergewichtiger Säugling mit einem soliden Fettgewebe wird sich sein ganzes Leben mit Übergewicht herumschlagen müssen.

Ich möchte hinzufügen, daß es falsch ist zu glauben, die Pubertät brächte alles wieder in Ordnung. Bei einem übergewichtigen Kind entwickelt sich ein anormaler Stoffwechsel, und es wird später sehr schwer sein, dieses Kind jemals wieder ins Gleichgewicht zu bringen. Es ist unbedingt zu empfehlen, dem vorzubeugen und zum Beispiel Bonbons und Kuchen, mit denen man so gerne ein braves Kind belohnt, durch anderes zu ersetzen. Manchmal werden Kinder – oft noch immer unter Androhung von Strafe – gezwungen, ihren Teller leer zu essen. Aber mit dem Appetit sollte man vorsichtig umgehen und ihn weder in die eine noch in die andere Richtung zwingen.

Maria Galland:

Bei manchen Kindern muß man aber etwas gegen die Appetitlosigkeit unternehmen, selbst wenn man zur List greift.

Dr. Claude Chauchard:

Da haben Sie recht. Ich möchte nur betonen, daß man niemals Gewalt anwenden sollte.

Wenn das Kind nichts ißt und trotzdem sein normales Gewicht hält, gibt es keinen Grund zur Aufregung. Manche Naturen brauchen sehr wenig, um zu leben, andere bedeutend mehr.

Maria Galland:

Mit Eingriffen muß man bei Kindern und Erwachsenen sehr vorsichtig sein, und daher besteht die erste Pflicht der Eltern in der Vorbeugung.

Gewichtszunahme als Folge einer endokrinen Krise

Maria Galland:

Gibt es Altersstufen oder Jahreszeiten, die für diese Krise besonders prädisponiert sind?

Dr. Claude Chauchard:

Ohne Zweifel spielt das Alter dabei eine große Rolle. Hormonelle Veränderungen, die zum Verlust der Harmonie und des körperlichen Gleichgewichts führen können, treten während der Pubertät, nach dem Klimakterium, nach Eierstockentzündungen und nach Schwangerschaften auf. Im allgemeinen verlaufen diese endokrinen Umstellungen komplikationslos, sie können sich aber auch zu Krisen entwickeln und ernsthafte Störungen zur Folge haben. Das äußere Erscheinungsbild einer solchen Krise kann zum Beispiel Fettsucht sein. Eine meiner Patientinnen hat es einmal so ausgedrückt: ,,Ich habe mich spät entwickelt und sehr früh meine Form verloren.''

In kurzen Worten diagnostiziert sie hier die Ursache der Störung: Es handelte sich um eine verspätet auftretende endokrine Krise, die zu einer vorzeitigen Gewichtszunahme und damit zu einer Deformation geführt hatte.

Ein weiterer Beweis für die erbliche Komponente der Fettleibigkeit

Dr. Claude Chauchard:
Nicht jede Fettleibigkeit ist ernährungsbedingt, das beweisen die Resultate folgenden

wissenschaftlichen Versuchs: Während mehrerer Wochen haben sich einige Personen ein und derselben Mastkur unterzogen. Die Gewichtszunahme betrug zwischen 10 und 15 Kilogramm. Man konnte nun feststellen, daß ein Teil der Versuchspersonen sein Gewicht behielt oder nur sehr schwer abgab, die anderen die überflüssigen Kilo dagegen nach mehreren aufeinanderfolgenden Übelkeitszuständen oder nach längeren Perioden der Unterernährung verloren und ihr ursprüngliches Gewicht wiedergewannen. Es gibt also Menschen, die auf Grund einer Erbmasse zur Fettleibigkeit prädisponiert sind, und Menschen, die es nicht sind, aber plötzlich infolge einer organischen Störung oder eines psychischen Schocks einige Kilo zunehmen können.

Die nicht erblich bedingte Fettleibigkeit

Maria Galland:
   Wie unterscheidet man zwischen der erblich bedingten Fettleibigkeit und der nicht erblichen?

Dr. Claude Chauchard:

Es gibt keine Ursache der Fettleibigkeit, die rein ernährungsbedingt ist; meist stecken verschiedene Ursachen dahinter. Vererbte Fettsucht kann auf Grund von Verdauungs-, Hormon- und Kreislaufstörungen sowie von Nerven- und Ernährungskrisen hervortreten. Bei einem nicht zur Fettleibigkeit veranlagten Menschen wird die Gewichtszunahme plötzlich einsetzen und meist durch eine neuropsychische Krise hervorgerufen. Nach einem großen seelischen Schock oder verschiedenen psychischen Störungen kann eine Gewichtszunahme von 5 bis 10 Kilogramm innerhalb von 30 bis 40 Tagen auftreten.

Maria Galland:

Also ist eine plötzliche und rasch ansteigende Gewichtszunahme ein Charakteristikum für die zweite Kategorie der Fettleibigkeit. Können Sie ein Beispiel nennen?

Dr. Claude Chauchard:

Ein ähnlicher seelischer Schock kann bei verschieden veranlagten Personen zu gegensätzlichen Reaktionen führen. Entweder zu

Heißhunger und Gewichtsanstieg oder zu Appetitlosigkeit und Abmagerung. Im letzteren Fall hat man im Urin ein Protein entdeckt, das vom Hypothalamus im Gehirn hergestellt wird und appetithemmend wirkt sowie den Fettabbau fördert. Der Organismus ist also imstande, ein Protein zu produzieren, das zum totalen Appetitmangel und zur Abmagerung führen kann.

Maria Galland:

Ist für diese neuropsychischen Krisen nicht vor allem unsere Gesellschaft verantwortlich zu machen, die uns geradezu zum Konsum drängt, uns mit Schuldgefühlen belastet und unsere physische Aktivität einschränkt, die, wie Sie vorher erwähnten, seit 1968 um 10% gefallen ist?

Dr. Claude Chauchard:

Unsere Gesellschaft ist tatsächlich für so manches Übergewicht zur Verantwortung zu ziehen. Denn es ist sehr schwer, sich der ständigen Versuchung der Werbung zu entziehen. Unsere Konsumgesellschaft produziert also, extrem formuliert, das Übergewicht.

Gestörtes Verhalten bei der Nahrungsaufnahme

Maria Galland:

Ich habe feststellen müssen, daß der Verlust der körperlichen Harmonie oft Hand in Hand mit einer gestörten Nahrungsaufnahme ging.

Dr. Claude Chauchard:

Auch zu diesem Thema gibt es eine interessante wissenschaftliche Untersuchung. Man hat Übergewichtige und Normalgewichtige in zwei verschiedene Gruppen zusammengefaßt und sie während einer gewissen Zeit dazu angehalten, ihre Mahlzeiten zu einer festgesetzten Stunde einzunehmen. So rief mittags in dem Flur, der zum Speisesaal führte, eine Glocke mit zwölf Schlägen zum Essen. Nach einigen Wochen stellte man die Uhr zwei Stunden vor. Die zwölf Schläge ertönten also jetzt bereits um zehn Uhr vormittags. Was geschah? Die Mehrzahl der Übergewichtigen erschien im Speisesaal, während die Normalgewichtigen zögerten: Sie hatten noch keinen Hunger. Das ist ein Beweis, daß der übergewichtige Mensch an

Störungen des Hungerzentrums leidet. Sein Essensverhalten ist gestört. Es gibt aber auch Übergewichtige, bei denen dies nicht der Fall ist; es sind ja nicht alle in den Speisesaal gekommen, auch hierbei ist die Ursache der Fettleibigkeit von entscheidender Bedeutung.

Ein besonderer Fall: Die Schwangerschaft

Maria Galland:

Es ist mir aufgefallen, daß gewisse Frauen Schwierigkeiten haben, das während der Schwangerschaft entstandene Übergewicht von fünf bis zehn Kilo wieder abzubauen. Sei es aus Nachlässigkeit oder weil sie sich daran gewöhnt haben oder weil sie sich nicht der Anstrengung einer Abmagerungskur unterziehen wollen. Wenn der ältere Mensch sich nicht mehr genügend bewegt, trägt er selbst zu seiner Bewegungsunfähigkeit bei, bis sie definitiv ist. So kann auch für die schwangere Frau das momentane Übergewicht zum Dauerzustand werden, wenn sie sich keine Mühe gibt, es möglichst schnell wieder loszuwerden.

Dr. Claude Chauchard:

Mehr als zehn Kilogramm sollte keine Frau während der Schwangerschaft zunehmen, und sie sollte sie nach der Entbindung so schnell wie möglich wieder abnehmen. Im sechsten Monat nach der Entbindung dürfte die Rückkehr zum Normalgewicht keine allzu großen Schwierigkeiten mehr bereiten und sollte mit einem intensiven Training der Bauchmuskulatur verbunden werden.

Maria Galland:

Sechs Monate kommen mir sehr lang vor. Ich meine, die Frauen sollten schon nach der dritten Woche beginnen, ihren Körper wieder in Form zu bringen. Selbstverständlich ist es nie zu spät dazu, vorausgesetzt, die Gewichtsabnahme geht kontrolliert vor sich.

Gewichtszunahme im Winter

Dr. Claude Chauchard:

Am Ende des Winters wiegen wir oft zwei, drei, ja manchmal vier und fünf Kilogramm mehr als vor den Sommerferien. Denn im Winter wird gespeichert und im Sommer eliminiert; offensichtlich, weil sich der Körper im Winter mit einer Schutzhülle versehen will. Vielleicht aber gibt es auch noch andere Gründe, nämlich sozialer, psychologischer und beruflicher Natur.

Maria Galland:

Ich glaube, daß die winterliche Gewichtszunahme eine Art Kampf gegen die Kälte ist. Wir haben das Bedürfnis mehr zu essen, um besser mit den Wetterunbilden fertig zu werden. Und im Sommer, wenn ,,die Hüllen fallen'', sind wir entsetzt und tun alles, um wieder dünner zu werden. Die milden Temperaturen stellen ja auch keine besonderen Anforderungen an unseren Körper. Ich glaube, der Körper richtet sich in diesem Fall nach den Rhythmen der Jahreszeiten und des Lebens.

Gewichtszunahme nach Nikotinentzug

Maria Galland:

Muß es, wenn man sich das Rauchen abgewöhnt, immer zu einer Gewichtszunahme kommen?

Dr. Claude Chauchard:

Mit einer homöopathischen Behandlung können wir der Gewichtszunahme wirksam entgegentreten, denn der Nikotinentzug wird meistens durch Essen kompensiert. Durch eine entsprechende Behandlung vermeiden wir eine derartige Kompensation.

V
Einige Faustregeln fürs Schlankbleiben

Um sich sein natürliches Gewicht zu bewahren, genügt es, einige Faustregeln zu beachten und sich regelmäßig zu kontrollieren. Der Spiegel ist dabei genauso wichtig wie die Waage. Bei einer Abmagerungskur ist zu empfehlen, Gymnastik und Sport zu betreiben, um die Muskulatur des Körpers wiederherzustellen und ihn wieder in Form zu bringen.

Wie bleibt man schlank?

Dr. Claude Chauchard:

Wenn man eines Tages feststellen muß, daß man Übergewicht hat, wird man mit dieser Tatsache schwerer oder leichter fertig, je nachdem, ob man die Möglichkeit sieht, die überflüssigen Pfunde wieder loszuwerden oder nicht. Man wird nun versuchen müssen, die Ursachen der Gewichtszunahme zu ergründen (handelt es sich um eine Erbanlage oder nicht?); was könnte der auslösende Faktor sein? Handelt es sich um ein Problem der Drüsen, der Ernährung, der Psyche, der Verdauung, der Nerven oder des Kreislaufs?

Es gibt einige Faustregeln, mit deren Hilfe man vermeiden kann, „ein paar Kilo zuzunehmen", gleichgültig ob man nun zur Fettleibigkeit neigt oder nicht. Vor allem darf man sich niemals damit abfinden, daß man sein „natürliches Gewicht" überschreitet, auch wenn es sich nur um zwei Kilo handelt. Diese zwei Kilo müssen sofort wieder abgebaut werden.

Maria Galland:

Besteht hier nicht ein Widerspruch zwischen dieser Indikation und der Tatsache, daß manche Menschen Gefahr laufen, bei einer allzu rapiden Abmagerungskur ihr Gleichgewicht zu verlieren?

Dr. Claude Chauchard:

Ich habe dabei nicht an eine radikale und ungeeignete Abmagerungskur gedacht, die natürlich zur Schädigung des Gleichgewichts führen kann.

Das natürliche Gewicht

Maria Galland:

Sie haben soeben vom „natürlichen Gewicht" gesprochen. Ich glaube, das ist ein neuer Begriff, den Sie uns erklären sollten.

Dr. Claude Chauchard:

Das natürliche Gewicht ist jenes Gewicht, das bei einem angemessenen Lebensstil am leichtesten zu halten ist. Es ist zugleich auch das Gewicht, das sich nach einer Abmagerungskur spontan einstellt. Bei den meisten schwankt es um zwei oder drei Kilogramm, denn nicht alle Menschen besitzen ein wirklich stabiles Gewicht. In der Regel haben wir es mit einer variierenden Spanne des natürlichen Gewichts zu tun, aber jeder von uns muß sich bemühen, diese Schwankungen so klein wie möglich zu halten. Eine Gewichtserhöhung um zwei Kilogramm sollte für jeden ein ernstes Signal sein, sofort Maßnahmen zur Gewichtsabnahme zu ergreifen.

Der Spiegel der Wahrheit

Maria Galland:

Die regelmäßige Betrachtung im Spiegel ist sicher eine unserer besten Waffen gegen die Gewichtszunahme. Während uns die Waage nur einen Gesamteindruck vermittelt und nicht die Stelle zeigt, an der wir zugenommen haben, macht der Spiegel uns schonungslos auf jedes kleine Polster aufmerksam.

Dr. Claude Chauchard:

Spiegel und Waage sind als komplementäre Kontrollorgane zu benutzen. Denn die ständige Kontrolle ist die Voraussetzung für ein stabiles Gewicht. Wie das jeder macht, ist seine persönliche Angelegenheit. Hauptsache, er kontrolliert sich sorgfältig und regelmäßig.

Die Verstopfung: Feind Nr. 1

Maria Galland:

Die Verstopfung gibt dem Organismus Zeit, alle Kalorien zu verarbeiten und Vorräte zu speichern. Die Verstopfung ist also der Hauptfeind des natürlichen Gewichts.

Dr. Claude Chauchard:

Das stimmt. Die Verstopfung, die die integrale Absorption der Kalorien begünstigt, ist von ausschlaggebender Bedeutung für eine unerwünschte Gewichtszunahme.

Maria Galland:

Außerdem macht sich eine länger anhaltende Stuhlverstopfung unangenehm im Gesicht und auf der Haut bemerkbar. Sie ist die Ursache für großporige Haut und Kupferrose. Meines Erachtens ist der Dünndarm für diese Schönheitsfehler verantwortlich zu machen; denn wenn er verstopft ist, stauen sich auch die Nährstoffe, die für den Aufbau des Gewebes zuständig sind. Noch gefährlicher ist jedoch, wie bereits erwähnt, die sinnlose Speicherung von Kalorien.

Der Versuchung widerstehen

Dr. Claude Chauchard:

Eine kleine, sofort behandelte Übergewichtigkeit verschwindet meist, ohne Folgen zu hinterlassen.

Wenn man allerdings zu spät oder gar nicht reagiert, fördert man die Entwicklung neuer Wege der Energieverschwendung, der Entstehung von überflüssigem Fettgewebe und einer gefährlichen, psychologischen Einstellung. Der

Betroffene gewöhnt sich nach und nach an ein Gewicht, das nicht das seine ist, hat immer weniger Lust, es zu verändern und akzeptiert es schließlich.

Unbedingt zu vermeiden ist die gedankenlose Nahrungsaufnahme: das Knacken von Erdnüssen und das Knabbern zwischen den Mahlzeiten, vor dem Fernsehapparat, beim Aperitif, etc.

Maria Galland:

Wie soll man den Menschen helfen, der Versuchung zu widerstehen und mit ihrem Heißhunger fertig zu werden?

Dr. Claude Chauchard:

Der Heißhunger ist ein unkontrollierter Trieb, der in kürzester Zeit zu einer übergroßen Nahrungsaufnahme führt, die möglicherweise mit Übelkeitserscheinungen endet. Diese wiederum haben Schuldgefühle zur Folge. Es ist übrigens viel leichter, sich Vorwürfe zu machen, als zu versuchen, den Gründen einer solchen Freßsucht nachzugehen. Meist haben die von Heißhunger Betroffenen eine Bauchspeicheldrüse, die besonders positiv auf Zucker reagiert. Schuld ist also nicht nur mangelnder Wille, sondern mehr noch die Bauchspeicheldrüse. Sie muß in diesem Fall behandelt werden.

Man muß aber auch zwischen Hunger und Naschsucht unterscheiden. Hunger ist ein organisch bedingter Vorgang, der zu schmerzhaften Krämpfen führt; die Naschsucht dagegen ist rein psychisch bedingt. Sie ist schmerzlos, und man kann sie bekämpfen, indem man eine List anwendet, zum Beispiel Wasser trinkt oder ein hartes Ei ißt.

Die Fettleibigkeit ist eine Krankheit

Maria Galland:

Wie soll man das Problem lösen, das sich ergibt, wenn man während einer Abmagerungskur eingeladen wird. So selbstverständlich der Gastgeber es einem Kranken oder Diabetiker verzeiht, wenn er die angebotenen Köstlichkeiten verschmäht, so ungern sieht er eine derartige Zurückhaltung bei einem Freund, der „nur" gegen sein Gewicht kämpft. In der Regel wird die Fettleibigkeit nicht als gefährliche Krankheit angesehen, dabei ist sie zumindest ein ernstzunehmendes Signal.

Dr. Claude Chauchard:

Ich verstehe nicht, warum ein Freund, der eine Abmagerungskur macht, gleich als Spaßverderber angesehen wird. Man wird sich daran gewöhnen müssen, einem Menschen Respekt entgegenzubringen, der gegen sein Übergewicht ankämpft. Sicher handelt es sich hier nicht um eine tödliche oder schlimme Krankheit, aber jedermann weiß oder sollte es wissen, daß Fettleibige eine geringere Lebenserwartung haben als Normalgewichtige. Ein Mensch, der gute Gründe hat, eine Abmagerungskur zu machen, sollte genauso rücksichtsvoll behandelt werden wie ein Diabetiker oder Gichtkranker.

Maria Galland:

Man neigt generell dazu, eine solche Kur für eine vorübergehende Laune zu halten. Während man sich über eine an sich so ernst zu nehmende Initiative lustig macht, trägt man womöglich dazu bei, daß sie vorzeitig beendet wird. Ich würde aber jetzt gerne mit Ihnen über die medizinischen und kosmetischen Gesichtspunkte sprechen, die bei einer Abmagerungskur zu berücksichtigen sind.

Abnehmen in drei Phasen

Dr. Claude Chauchard:
Die ideale Abmagerungsmethode sieht drei Phasen vor.

In der ersten Phase: Stopp des übermäßigen Genußmittel- und Nahrungsmittelkonsums. Man wird sich aller seiner früheren Sünden bewußt und magert ab.

Zweite Phase: Remineralisierung. Dritte Phase: Stabilisierung. Die letzte Phase dauert die gleiche Anzahl an Monaten wie man an Kilogramm verloren hat. Lassen Sie mich das erklären:

Während dieser dritten Phase neigt der Organismus spontan dazu, die verlorenen Kilogramm wieder einzubringen. Diese Neigung ist um so größer, je schneller man vorher abgenommen hat. In der Stabilisierungsphase muß man den Körper an sein neues Gewicht gewöhnen, anders ausgedrückt, er muß sich ausbalancieren.

Maria Galland:

Meine Vorgangsweise ist ähnlich. Wenn mich eine Kundin konsultiert, versuche ich zunächst, die Ursachen der Gewichtszunahme und ihre Konsequenzen zu ergründen. Dann gibt es zwei Möglichkeiten: Wenn sich das Problem der Klientin kosmetisch lösen läßt, übernehme ich allein die Behandlung, wenn nicht, ziehe ich einen Facharzt zu. Die Abmagerung muß unbedingt von einer Festigung des Gewebes begleitet sein; denn es gibt keine erfolgreiche Abmagerung ohne Lockerung des Zellgewebes.

Unangenehme Nebenwirkungen der Abmagerung im kosmetischen Bereich

Dr. Claude Chauchard:

Die unangenehmen Folgen, die eine Abmagerungskur für die Haut haben kann, lassen uns nicht gleichgültig. Erschlaffung des Gewebes, Striemen und Falten: Diesen Unannehmlichkeiten wollen wir zuvorkommen, wenn wir Ihnen unsere Patienten schicken. Eine rechtzeitig vorgenommene kosmetische Beratung und Behandlung kann sich bei einer Schlankheitskur sehr positiv auswirken. Es ist vor allem wichtig, daß man beim Abmagern seinen spezifischen Rhythmus einhält und für genügend Schlaf sorgt.

Maria Galland:

Ich habe, wie Sie, die Feststellung machen müssen, daß schnell verlorene Kilo auch schnell wieder zugesetzt werden. Man muß dem Organismus unbedingt Zeit lassen, sich zu stabilisieren. „Die Zeit verzeiht es uns nicht, wenn wir sie nicht beachten."

Die sanfte Abmagerungskur

Maria Galland:

Können Sie uns auf Grund Ihrer medizinischen Erfahrung sagen, welche Zeit man durchschnittlich für eine sanfte Abmagerungskur ansetzen muß?

Dr. Claude Chauchard:

In den ersten zwei Wochen nimmt man gewöhnlich schneller ab als später. Im ersten Monat verliert man bis zu sechs Kilo. In der Folge sollte man sich damit zufriedengeben, pro Woche zirka um ein Kilo abzunehmen. Der Organismus muß ja Zeit haben zu gesunden und die Fehlhaltungen seiner Nahrungsverwertung zu korrigieren. In diesem Zusammenhang möchte ich ausdrücklich davor warnen, um jeden Preis das letzte Kilo verlieren zu wollen. Man riskiert mit diesem übertriebenen Eifer nur, daß man das Gleichgewicht wieder verliert, das sich während der Kur nach und nach gebildet hatte.

Maria Galland:

Nichts ist so deprimierend wie der traurige Anblick einer sich kaum bewegenden Nadel auf der Waage, wo wir doch wissen, daß sich unser Volumen merklich verringert hat. Die Kleider können einem schon am Leib hängen und man hat dennoch nicht sehr viel Gewicht verloren.

Dr. Claude Chauchard:

Ich habe das auch schon bei einigen Patientinnen erlebt. Ich habe es mir nämlich zur Angewohnheit gemacht, jede Kranke zu wiegen und ihre Körpermaße zu notieren und dabei beobachtet, daß manche Menschen nicht in Kilo, sondern in Zentimetern abmagern. Es handelt sich dabei sozusagen um eine Gesundschrumpfung des Volumens, um eine Harmonisierung des ganzen Körpers. Die Ausbalancierung der Körpermaße ist für mich die ideale Art der Abmagerung.

Bei einer ausgewogenen Abmagerungskur muß man sich dynamisch, glücklich und aktiv fühlen. Den Gewichtsverlust empfindet man dann als gelungene Eroberung eines neuen Gleichgewichts.

Warnung vor harntreibenden Mitteln (Diuretika) und Schilddrüsenextrakten

Maria Galland:

Benutzt man aber bei einer Kur harntreibende Mittel und Schilddrüsenextrakte, dann wird man sich weder glücklich noch aktiv fühlen.

Dr. Claude Chauchard:

Nein, denn Diuretika und Schilddrüsenpräparate bewirken Haarausfall, Nägelbrechen, Welkwerden der Haut, Faltenbildung, Muskelschwund und ernste Verdauungsstörungen in Form von Verstopfung. Der Patient fröstelt und fühlt sich matt; kurz, es ist ihm elend zumute.

Die Diät

Maria Galland:
Was halten Sie von Diät?

Dr. Claude Chauchard:
Ich bin kein großer Freund der Abmagerungsdiät mit äußerst niedriger Kalorienanzahl. Eine solche Diät kann nur unter strenger Kontrolle und eigentlich nur in einer Klinik durchgeführt werden. Dabei bin ich ein Gegner der systematischen Verordnung, weil sie weder eine eventuelle erbliche Belastung noch psychische Ursachen in Erwägung zieht.

Ich persönlich bin mehr dafür, die Qualität zu reduzieren und nicht die Quantität. Immer wieder hört man von sogenannten Wunderdiäten, bis ins Letzte durchdacht und ausbalanciert, ohne Zucker, ohne Fett etc. Ich dagegen halte mehr von den Ergebnissen, die man mit der „Dreifarbendiät" erreichen kann. Es handelt sich dabei um eine Diät, die sich bereits bestens bewährt hat und sich großer Beliebtheit erfreut. Sie ist nämlich keine sehr strenge Diät und stellt keine allzu großen Anforderungen an die Willensstärke. Es ist eine zucker- und kalorienarme Diät, die keine Hungergefühle hervorruft und dennoch zum Verlust von drei bis sechs Kilo Gewicht im Monat führt. Schließlich begünstigt diese Diät eine komplikationslose Stabilisierung. Zu Beginn der Abmagerungskur sollte man ein bis zwei kalorienlose Tage pro Woche einlegen, aber nur unter der Bedingung, daß der Körper auf dem Weg über die Haut „überernährt" worden ist. Diese kalorienlosen Tage sind auch eine hervorragende Präventivmaßnahme zur Wahrung des Gleichgewichts, ebenso wie später zur Stabilisierung des Gleichgewichts. Wie gesagt, diese Diät ist kein Willensakt, weil sie sehr kurz ist, und das erklärt unter anderem ihre exzellenten Resultate.

Die körperliche Aktivität

Maria Galland:
Parallel zur kosmetischen Behandlung ermuntere ich meine Kundinnen zur körperlichen Aktivität, sobald die ersten Fortschritte

bei der Gewichtsabnahme zu verzeichnen sind. Was halten Sie von körperlicher Bewegung?

Dr. Claude Chauchard:

Grundsätzlich plädiere ich dafür, die physische Aktivität während einer Diät stark einzuschränken, besonders wenn es sich um einen sehr schweren Menschen handelt. Denn je dikker man ist, um so schwerer fällt einem die körperliche Bewegung. Wie schnell ist man schon nach einigen Versuchen entmutigt und gibt auf. Man muß also auf jeden Fall schon etwas abgenommen haben, bevor man anfängt, Sport zu treiben.

Während dieser ersten Phase der Abmagerung geht es also darum, den Patienten psychisch darauf vorzubereiten, körperlich aktiv zu werden. Nach und nach wird er wieder Leben in seinem Körper spüren und Lust haben, ihn zu bewegen. Diese Wiederaufnahme der physischen Aktivität muß schrittweise vor sich gehen und Teil eines Programms sein.

Maria Galland:

Man muß aber deutlich machen, daß körperliche Bewegung nicht dünner macht, sondern höchstens verhindert, daß man dicker wird.

Dr. Claude Chauchard:

Die körperliche Bewegung ist für einen berufstätigen Menschen, dessen Beruf nichts mit Sport zu tun hat, eine Art Körperpflege. Durch Sport wird man tatsächlich nicht dünner, aber auch nicht dicker. Sport erhält einem die Form und trägt zur Stabilisierung der Psyche bei.

Maria Galland:

Ich behaupte gerne, daß die Stärkung der Muskelkraft viel zur Willenskraft beiträgt. Keine Angst also vor dem Muskelkater.

Dr. Claude Chauchard:

Ein Organismus, der lange nicht bewegt worden ist, leidet unter Vergiftungserscheinungen. Der Muskelkater ist dafür der schmerzhafte Beweis. Er zeigt nur, daß die Muskeln gearbeitet haben und sich nun nach und nach „entgiften". Der Muskelkater ist also keineswegs ein entmutigendes, sondern im Gegenteil ein ermutigendes Anzeichen. Er ist ja um so leichter zu ertragen als die Muskulatur sich schon nach kürzester Zeit wieder hergestellt hat, vorausgesetzt, man wiederholt die Übungen regelmäßig. Schon bald ist der Muskelkater nur mehr eine ferne Erinnerung.

Maria Galland:
In der Schule ist der Turnunterricht obligatorisch. Möglicherweise ist dieser Zwang daran schuld, daß wir als Erwachsene nicht mehr turnen wollen.

Dr. Claude Chauchard:
Die Unlust, Sport zu betreiben, ist auch durch die ganze Lebensführung bedingt. Wie leicht ist es, alle möglichen gesellschaftlichen und beruflichen Gründe vorzuschieben, wie zum Beispiel der berühmte Seufzer: ,,Ach, ich habe keine Zeit, Sport zu betreiben!" Dabei wäre es zur Erhaltung der körperlichen Konstitution außerordentlich wichtig, sich eine, eineinhalb oder zwei Stunden in der Woche sportlich zu betätigen.

Maria Galland:
Überall, immer und unter allen Umständen kann man Sport betreiben; am frühen Morgen und am späten Abend. Es genügt ja, Gymnastik zu machen, das ist jedem möglich.

Die körperliche Bewegung ist ein Mittel, um unsere ,,Ausgaben" zu erhöhen. Diese erhöhen sich übrigens auch, wenn unsere Ausscheidungsorgane intakt sind. Denn die Ausscheidungsorgane dienen zur natürlichen Vernichtung aller Abfälle in unserer Nahrung: Die Niere für den Urin (mindestens eineinhalb Liter pro Tag trinken!), die Lungen (Sauerstoffzufuhr!), die Haut (peinliche Sauberkeit!), der Darm (Verstopfung vermeiden!).

Einige Ratschläge

Kalorienfallen

Versuchen Sie herauszufinden, wo sich besonders viele Kalorien verstecken:

Vorspeisen:

50 g Wurst oder Pastete	200 Kalorien
Fleischpastete	600 Kalorien
Eine Quiche oder eine Pizza	300 Kalorien
Eine Avocado	250 Kalorien

Fleischspeisen:

Ein Schweinekotelett	400 Kalorien
100 g Blutwurst	500 Kalorien
Sauerkraut mit Speck und Würsten	600 Kalorien
Ein Wurstbrot	400 Kalorien

Wenn Sie Mayonnaise hinzufügen, verdoppeln Sie die Kalorienmenge jeder Portion

Eierspeisen:

2 gekochte Eier	150 Kalorien
Gebratene Eier	300 Kalorien

Gemüse:

100 g Gemüse haben im Durchschnitt 50 Kalorien, mit Ausnahme von grünen Erbsen und Schwarzwurzeln (150 Kalorien).

Beachten Sie den Unterschied zwischen 200 g gekochter Kartoffeln (200 Kalorien) und 200 g Pommes frites (800 Kalorien). Chips haben ca. 550 Kalorien.

Nachspeisen:

Früchte haben im Durchschnitt 70–100 Kalorien

100 g Trockenfrüchte	300 Kalorien
30 g ölhaltige Früchte	180 Kalorien
Obstkuchen	400 Kalorien
Milchspeiseeis	300 Kalorien
Ein Stück Schokolade	50 Kalorien
Ein Löffel Honig oder Marmelade	170 Kalorien

Getränke:

Eine gepreßte Zitrone	20 Kalorien
Eine gepreßte Orange	70 Kalorien
Eine Tasse Kaffee ohne Zucker und Milch	0 Kalorien
Ein Glas Vollmilch	240 Kalorien

Einige praktische Hinweise für den Alltag:

- keine Saucen, nichts Gebackenes
- ersetzen Sie das Brot durch 3 Stück Zwieback
- vermeiden Sie nach Möglichkeit den Zucker
- überspringen Sie keine Mahlzeiten, essen Sie lieber öfter, aber wenig
- essen Sie in Ruhe, kauen Sie doppelt so lange
- knabbern Sie nicht und naschen Sie keine Süßigkeiten
- achten Sie auf das tägliche Frühstück (ein Getränk, ein kleines Stück Vollkornbrot oder zwei Stück Zwieback mit Margarine, ein Ei oder fettarmen Schinken oder mageren Joghurt oder mageren weißen Käse). Nach einem reichlichen Frühstück nehmen Sie nur ein leichtes Mittagessen. Die Mahlzeiten sollten im Laufe des Tages immer weniger reichhaltig sein; so bleiben Sie den ganzen Tag in Form.
- nehmen Sie sich für das Frühstück Zeit, selbst wenn Sie deshalb ein bißchen früher aufstehen; Sie gewinnen dadurch an Energie und Spannkraft
- frühstücken Sie bei Tisch und mit Ihrer Familie

- das Frühstück soll eine richtige Mahlzeit sein
- das Frühstück ist für alle außerordentlich wichtig

Denken Sie auch im Restaurant an Ihre Schlankheit:

- ziehen Sie naturbelassenes Gemüse vor; fügen Sie eventuell ein wenig Vinaigrette oder Zitrone bei
- entfetten Sie sorgfältig das Fleisch

BEISPIELE FÜR GYMNASTISCHE ÜBUNGEN

Gymnastische Übungen werden am Morgen gemacht. Jede Bewegung wird anfangs 2–3 mal, später 10–15 mal wiederholt. Bleiben Sie in jeder Position 10 Sekunden und länger.

I   Zur allmählichen Erwärmung des Körpers

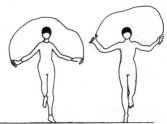

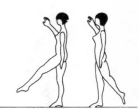

bleiben Sie beim Seilspringen auf den Zehenspitzen

gehen Sie gerade auf einer Linie und schwingen Sie die Beine vor und zurück

Gelenkigkeitsübungen

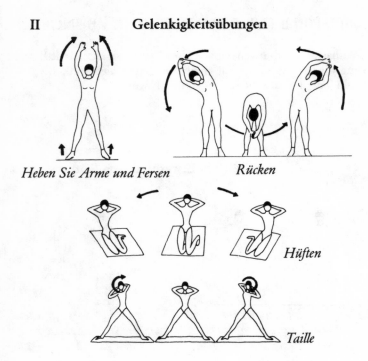

Heben Sie Arme und Fersen

Rücken

Hüften

Taille

III   **Unterleibsmuskulatur**

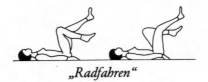

„Radfahren"

„Schere"   *Zusammenschlagen*   *Kreisen*

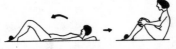

Aufrichten des Oberkörpers

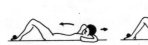

167

Rückenmuskulatur

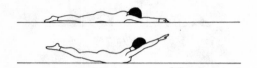

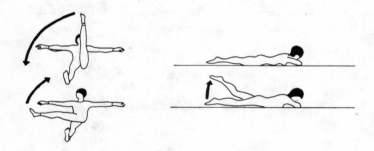

Hüftmuskulatur

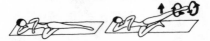

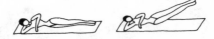

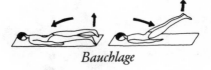

Bauchlage

Rückenlage

VI   ## Korrigierende Stellungen
*(verweilen Sie einige Zeit in
den angegebenen Stellungen)*

  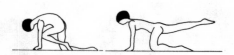

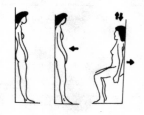

Muskeltraining

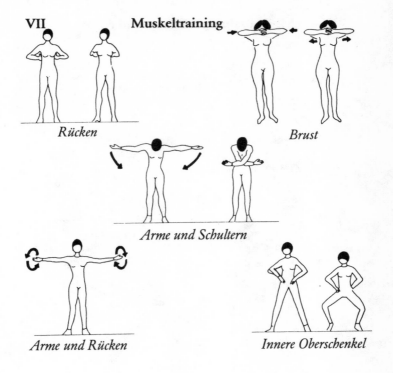

Rücken

Brust

Arme und Schultern

Arme und Rücken

Innere Oberschenkel

VIII Muskeltraining für Brust und Arme

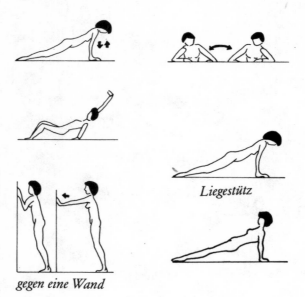

Liegestütz

gegen eine Wand

VI
Zellulitis und Fettsucht

Die Zellulitis (Orangenhaut) kommt bei Frauen so häufig vor, daß man sie fast zu den sekundären weiblichen Geschlechtsmerkmalen zählen kann. Sie hat viele Ursachen. Eine davon sind Kreislaufstörungen. Ein neuartiger Vorschlag zur Bekämpfung des Übergewichts: eine komplementäre Zusatzernährung über die Haut. Sie ist ein gutes Mittel gegen Heißhungergefühle und reguliert den Appetit.

Dr. Claude Chauchard:

Ich habe dieses Leiden in einem früheren Buch beschrieben und ich hoffe, daß es mir gelungen ist, hierbei einige Heilverfahren ihrer Mystik zu entkleiden. Man erreicht heute beachtliche Resultate durch eine aufeinander abgestimmte medikamentös-kosmetische Behandlung.

Die Zellulitis: Sekundäres weibliches Geschlechtsmerkmal oder Folge von Kreislaufstörungen?

Dr. Claude Chauchard:

Ich betrachte die Zellulitis als ein sekundäres weibliches Geschlechtsmerkmal. Schließlich ist es kein Zufall, daß die Zellulitis bei Männern unbekannt ist. Vergleicht man mit Hilfe eines elektronischen Mikroskops normales Fettgewebe und zellulitisches Gewebe, dann wird man feststellen, daß zwar ein gewisser Unterschied besteht, dieser aber zu geringfügig ist, als daß man die Zellulitis als eine wesentlich andere Krankheit als die Fettleibkeit bezeichnnen könnte.

Maria Galland:

Man muß aber sagen, daß die Zellulitis auch bei mageren Frauen und selbst bei professionellen Sportlerinnen vorkommt. Ich bin daher der Ansicht, daß es sich bei der Zellulitis vor allem um ein Kreislaufproblem handelt, das durch zu enge Kleidung verstärkt werden kann.

Dr. Claude Chauchard:

Punkturen in der Hüftgegend der Frau zeigen, daß der Fettansatz hier wesentlich größer ist als beim Mann. Das Bindegewebe ist zudem sehr empfänglich für alle jene Hormone, die diese zellulitischen Gewebeveränderungen herbeiführen. Die Zellulitis wäre demnach mehr eine lokalisierte Fettleibigkeit, als eine besondere Art von Krankheit. Übrigens ist die Zellulitis nicht ohne Zuckerentzug zu behandeln. Denn es ist übermäßiger Zuckergenuß, der zu der Gewichtszunahme gerade in dieser Körperregion geführt hat.

Maria Galland:

Leider kann ich in diesem Punkt nicht mit Ihnen übereinstimmen. In der Praxis werde ich mit zu vielen Fällen konfrontiert, die dem widersprechen. So erscheint es mir zum Beispiel sehr gefährlich, einer mageren Frau mit Zellulitis den Genuß von Zucker zu verbieten.

Dr. Claude Chauchard:

Alles ist eine Frage der Nuancierung, die sich nur nach einer genauen Untersuchung beantworten läßt. Ich persönlich setze mich dafür ein, die ärztliche Behandlung mit einer kosmetischen zu verbinden, und wir können bereits therapeutische Programme vorlegen, die die simultane Behandlung von Medizin und Schönheitspflege zur Basis haben. Die Abmagerungskur gehört unter ärztliche Oberaufsicht, die Schlankheitskur ist Sache der Schönheitspflege. In einem wie dem anderen Fall geht es um die Suche nach einem diätetischen und kosmetischen Gleichgewicht.

Am meisten lernen wir durch Beobachtung.

Die Ernährung über die Haut

Maria Galland:

Mir ist aufgefallen, daß Frauen, die Schilddrüsenextrakte und appetitdämpfende Mittel eingenommen haben, unter starker Nervosität und starken Hungergefühlen litten. Daraus schloß ich, daß man dem Organismus über die Haut eine Zusatznahrung zuführen muß. Das mag paradox erscheinen. Aber die Anfälle von Heißhunger wurden tatsächlich seltener und verschwanden schließlich ganz. Die kutane Zusatzernährung scheint also, ein geeigneter Appetitregulator zu sein.

Dr. Claude Chauchard:

Man kann natürlich auch auf künstliche Weise seinen Appetit stillen; man muß nur ein hungerstillendes Präparat einnehmen.

Aber kommen wir lieber auf Ihre Beobachtung zurück, daß man den Appetit zurückschrauben kann, wenn man die normale orale Ernährung durch eine kutane ersetzt.

Es ist nämlich ein Irrtum zu glauben, daß nur der Verdauungskanal die Funktionen der Nahrungsaufnahme, der Verdauung und der Verarbeitung ausüben kann. Auch die Haut absorbiert, verdaut und verarbeitet und ist für die Therapeutik zudem leicht zugänglich. Ein großer Vorteil gegenüber anderen Heilverfahren ist auch die Tatsache, daß die Haut die angestrebten Wirkungen sofort zu erkennen gibt, positiv oder negativ. Daher frage ich mich, wieso man sich in der Medizin derartig sträubt, den „Nahrungsbedarf" der Haut anzuerkennen.

Auch ich konnte feststellen, daß es möglich ist, den Appetit über die externe Nahrungszufuhr zu normalisieren.

Maria Galland:

Ich glaube, daß dies eine Methode ist, mit der viele Probleme gelöst werden können.

Dr. Claude Chauchard:

Man wird hier von einer neuen Schlankheits- oder Abmagerungsmethode sprechen müssen; wieder eine mehr, wird man sagen.

Mir aber kommt vor, daß diese Methode besonders abgerundet ist und von jedem gefahrlos angewandt werden kann. Die aktiven

Stoffe werden von der Haut aufgesaugt, dringen langsam in die Blutbahnen vor und erreichen schließlich die Hungerzentren. Der Hypothalamus empfängt kontinuierlich Botschaften von Nahrungszufuhr, was eine mäßigende, regulierende Wirkung auf den Appetit zur Folge hat. Und außerdem werden durch diese selektive Nahrungszufuhr die Mangelerscheinungen vermieden, die so häufig Folge einer zu strengen und zu langen Diät sind.

Maria Galland:

Es genügt aber sicher nicht, wenn man irgendein Präparat auf die Haut schmiert. Nur speziell für diesen bestimmten Fall verordnete Präparate können die Ernährungsstörung der Haut heilen.

Dann werden auch die Resultate stabiler sein, und man wird die abgenommenen Kilo nicht gleich wieder zunehmen. Parallel zu dieser Behandlung sollte man freilich unbedingt die Drei-Farben-Diät machen.

Dr. Claude Chauchard:

Und man muß bereit sein, sich ständig zu kontrollieren. Am Ende einer Abmagerungskur verlange ich von meinen Patienten nicht nur, sich ständig zu wiegen – das ist schon eine Selbstverständlichkeit –, sondern außerdem den sogenannten „Ballast-Test" zu praktizieren. Es genügt, sich einen Tag lang die verlorenen Kilo in Form eines oder mehrerer Pakete um den Leib zu binden und auf diese Art die Last des früheren Übergewichts nachzuschaffen. Das ist sehr abschreckend und lehrreich.

Man muß beim Abmagern unbedingt den Ziehharmonika-Effekt vermeiden. Die Resultate auf dem kosmetischen Sektor sind katastrophal und alles andere als stabil. Das beste Beispiel dafür hat mir eine Patientin geliefert, die eines Tages in meine Praxis kam und mir sagte: „Herr Doktor, denken Sie, ich habe schon 800 Kilo verloren. Ich mache nämlich dauernd Abmagerungskuren, weil ich immer wieder zunehme."

Obwohl dies ein abschreckendes Beispiel für schlechte Abmagerungsgewohnheiten ist, möchte ich abschließend betonen, daß man sich bei Übergewicht unbedingt einer Kur unterziehen sollte: Jedes abgelegte Kilo entspricht praktisch einem dazugewonnenen Jahr angenehmeren Lebens. Und man sollte schon in frühester Jugend darauf achten, daß es zu keinem Übergewicht kommt. Ist man aber gezwungen, sich einer Abmagerungskur unter ärztlicher Aufsicht zu unterziehen, dann muß dieser ein ausgewogenes Stabilisierungsprogramm folgen.

Übergewicht: Ein Alarmzeichen

Dr. Claude Chauchard:
Wenn man sich verbrennt, ist der Schmerz ein Signal, eine Aufforderung, die Hand zurückzuziehen. Ebenso ist auch die Gewichtszunahme eine Warnung vor sicher auftretenden Schäden.

Maria Galland:
Ich glaube, man sollte auch dann seine Ernährung streng überwachen, wenn man über ein ausgeglichenes Gewicht verfügt.

Dr. Claude Chauchard:
Gerade die Menschen, die keine Anlage zum Dickwerden besitzen, sind besonders gefährdet, wenn sie zu viel essen, rauchen und trin-

ken. Denn bei ihnen fällt das Signal Übergewicht weg, und es kann zu einer besonders
heimtückischen Entwicklung von Schäden
kommen.

Es geht im übrigen nicht darum, wie viele
Kilo man verliert. Man kann schon nach dem
Verlust eines einzigen Kilos sein Gleichgewicht
wiederfinden und sich in seiner Haut wohl
fühlen.

VII
Schluß

Die jahrhundertelange jüdisch-christliche Erziehung hat dazu beigetragen, daß der Körper ein Thema war, über das man nicht sprach. Und dabei verdient gerade dieser unser Körper, durch den wir existieren, fühlen und lieben, unsere Aufmerksamkeit und unseren Respekt.

Aber immer noch ist die Körperpflege mit Schuldgefühlen behaftet, immer noch sitzt tief in uns das Gefühl, der Körper habe uns über seine Funktionen hinaus nicht zu interessieren.

Und unser Interesse setzt tatsächlich oft erst in dem Moment ein, da irgend etwas nicht mehr funktioniert, da wir Schmerzen verspüren und uns krank fühlen. Erst jetzt werden wir uns (manchmal) bewußt, daß wir unseren Körper vernachlässigt haben. Diese Einsicht kommt oft reichlich spät. Die Aufgabe der Schönheitspflege besteht nun darin, mit Hilfe der Medizin die Gesundheit und Schönheit des menschlichen Körpers zu schützen und unter Umständen wiederherzustellen. Damit wehren wir uns bewußt gegen die Zerstörungen des Alters.

Das Grundkonzept der von uns vertretenen Schönheitspflege weist neben streng wissenschaftlichen Richtlinien auch die Tendenz zur natürlichen Körperpflege auf. Denn eine der Aufgaben der Schönheitspflege ist es, die mütterliche Fürsorge zu ersetzen, indem sie sozusagen eine Mutterschaftsbeziehung herstellt und sich mit voller Aufmerksamkeit und unendlicher Zärtlichkeit dem Körper widmet.

Hierbei können sich die Schönheitspflege und die Medizin auf mehreren Ebenen hervorragend ergänzen.

In erster Linie und vor allem bei der Aufrechterhaltung der Jugend, die den permanenten Kampf gegen den Altersverfall voraussetzt. Der Arzt hat dabei für die Gesundheit seines Patienten durch regelmäßige Überwachung, Früherkenntnis von Krankheiten und deren Heilung zu sorgen.

Die Gesundheit ist in der Tat die Voraussetzung für eine erfolgreiche Schönheitspflege.

Die Aufgabe der Kosmetikerin besteht nun nicht nur darin, gewisse Schwächen des Organismus am Zustand der Haut zu erkennen und zu analysieren, sondern vor allem, diese Schwächen und Mangelerscheinungen durch die Zufuhr von Nährstoffen über die Haut auszugleichen.

Auch in der Behandlung von Übergewicht können Medizin und Schönheitspflege erfolgreich zusammenarbeiten. Dem Arzt fällt hier die Aufgabe zu, die Ursachen der Übergewichtigkeit zu ermitteln, der Schönheitspflege die kutane Ernährung des Organismus, welche eine absolut neue Lösung dieses Problems darstellt, eine Lösung welche sich schon vielfach bewährt hat.

Denn diese externe Nahrungszufuhr normalisiert nicht nur den Appetit, sie vermeidet auch, daß es zu den bei langen und strengen Diäten sonst häufig auftretenden Mangelerscheinungen kommt.

Die Schönheitspflege kann sich aber auch auf solchen Gebieten erfolgreich betätigen, auf denen die Medizin vielleicht zu schnell ihre Waffen zu strecken pflegt: bei Alterserscheinungen, Narben, Verbrennungen etc.

Und nicht zuletzt kann die Schönheitspflege alle jene Schäden der Haut heilen, die nach zu ungestümen Abmagerungskuren und nach gewissen medikamentösen Behandlungen, zum Beispiel mit Cortison, aufgetreten sind.

So erleben wir die Geburt einer medizinischen Schönheitspflege, einer Schönheitspflege also, die sich am Vorbild der Medizin orientiert: durch die Analyse der aufgetretenen Merkmale, eine kosmetische Diagnostik und Aufstellung eines kosmetischen Behandlungsprogramms. Dies setzt eine spezifische Ausbildung der kosmetischen Fachkräfte voraus. Eine solche Ausbildung schafft die Voraussetzung für eine Schönheitspflege ohne Kompromiß, für die ethisch verankerte Schönheitspflege von morgen.

Fragebogen

Einige Fragen an unsere Leser

Wir haben dieses Buch mit der Absicht geschrieben, unsere Leser über alles zu informieren, was wir wissen und was uns am Herzen liegt. Nun ist es an Ihnen, liebe Leser, uns zu informieren, indem Sie uns bitte einige Fragen beantworten.

1. Welches Kapitel hätten Sie sich ausführlicher gewünscht?
2. Hätten Sie gerne Informationen über gewisse kosmetische Behandlungsmethoden?
   Über Diäten?
   Über Probleme der Fettleibigkeit?
3. Was hat Sie in diesem Buch am meisten interessiert?
4. Welches Kapitel hat Ihnen für die eigene Schönheitspflege am meisten gebracht?

Name: _____

Adresse: _____

Beruf: _____

Beruf des Gatten: _____

Geburtsdatum: _____

Wir danken Ihnen und werden Ihnen persönlich antworten.

MARIA GALLAND
DIFFUSION
Widenmayerstr. 48
8000 München 22